Angelika Bock

# Leben mit dem Ullrich-Turner-Syndrom

Mit Geleitworten von
Rita Süssmuth und Elke Müller-Seelig

Ernst Reinhardt Verlag München Basel

*Angelika Bock*, Diplom-Psychologin, Rehaklinik Usedom, Heringsdorf, betreut ehrenamtlich das Informations- und Beratungstelefon der Deutschen UTS-Vereinigung e.V. Sie war mehrere Jahre Vorsitzende dieser Selbsthilfeorganisation.

Die Deutsche Bibliothek – CIP-Einheitsaufnahme

**Bock, Angelika:**
Leben mit dem Ullrich-Turner-Syndrom / Angelika Bock. Mit Geleitw.
von Rita Süssmuth und Elke Müller-Seelig. – München : E. Reinhardt, 2002
   ISBN 3-497-01618-7

Printed in Germany

Ernst Reinhardt Verlag, Postfach 38 02 80, D-80615 München
Net: www.reinhardt-verlag.de  Mail: info@reinhardt-verlag.de

# Inhalt

Geleitwort von Rita Süssmuth . . . . . . . . . . . . . . . . . . 7

Geleitwort von Elke Müller-Seelig . . . . . . . . . . . . . . . 8

Vorwort . . . . . . . . . . . . . . . . . . . . . . . . . . . . . . . . 11

**1 Ullrich-Turner-Syndrom – was ist das?** . . . . . . . . . . . . 14

**2 Medizinische Informationen im Überblick** . . . . . . . . . 17

Diagnostik . . . . . . . . . . . . . . . . . . . . . . . . . . . . . . . 17

Wachstumshormon-Therapie . . . . . . . . . . . . . . . . . . . 18

Die Östrogen-Substitution . . . . . . . . . . . . . . . . . . . . 19

Mögliche psychosoziale Folgeprobleme . . . . . . . . . . . . 20

Hilfen im Gesundheitssystem . . . . . . . . . . . . . . . . . . . 22

**3 Erfahrungen einer Betroffenen im Alltag
und in Bezug auf die Therapie** . . . . . . . . . . . . . . . . . 24

In der Kindheit . . . . . . . . . . . . . . . . . . . . . . . . . . . . 24

*Alltag und Gesundheitsprobleme* . . . . . . . . . . . . . . . . 24

*Wie kann hier die Selbsthilfevereinigung unterstützen?* . . . . . 29

*Was ist machbar und womit muss ich leben lernen?* . . . . . . . 31

Als Jugendliche . . . . . . . . . . . . . . . . . . . . . . . . . . . . 32

*Alltag, Gesundheit und Bewältigungsstrategien* . . . . . . . . . 32

*Die Wahrnehmung von Entwicklung* . . . . . . . . . . . . . . 42

*Zum Anderssein befreit oder verdammt?* . . . . . . . . . . . . 43

*Körperwahrnehmung und Psyche* . . . . . . . . . . . . . . . . 50

Als junge Erwachsene ......................... 52
*Alltag, Gesundheit und Selbständigkeit* .............. 52
*Schattenseiten und Ängste* ....................... 57
*UTS und Beruf* ............................... 64
*Was hat bei der Bewältigung geholfen?* ............... 66

**4 Wünsche einer Patientin im Jahr 2002** ............. 72

Wünsche an und für das tägliche Miteinander ......... 72
Wünsche an und für die Selbsthilfe ................ 83
Wünsche an und für betroffene Eltern ............... 85
Wünsche an und für die Forschung ................. 86

**5 Wann ist ein Mensch ein Mensch?** ................ 88

Menschenwürde, Leidverminderung und
andere ethische Aspekte moderner Diagnostik
und Behandlung ............................... 95

**6 Angebote der Selbsthilfe und weitere hilfreiche
Informationsquellen** ........................... 96

Literaturhinweise .............................. 98

# Geleitwort

Ich bin seit nunmehr etwa einem Jahr Schirmherrin der Deutschen Ullrich-Turner-Syndrom-Vereinigung e. V. und hatte Gelegenheit, mich zum Turner-Syndrom im Allgemeinen und der Lebenssituation Betroffener und ihrer Familien zu informieren. Hierbei wurde mir eine Verbesserung der Lebensqualität betroffener Familien zum Anliegen. Denn auch wenn viele Entwicklungen der letzten zwei Jahrzehnte hier einige Verbesserungen erreichen konnten, bleibt einiges verbesserungsbedürftig.

Gerne komme ich nun der Bitte nach, dieses Buchprojekt mit meinen guten Wünschen zu empfehlen. Hier kommt eine Betroffene zu Wort und schildert ihre Erfahrungen in verschiedenen Bereichen in ehrlicher und reflektierter Weise. Ich würde mir wünschen, dass hierdurch die Aufmerksamkeit auf die Bedürfnisse der betroffenen Familien gelenkt wird und die Behandlungs- und Beratungssituation sich auch in diesem Bereich weiter verbessert. Der Selbsthilfe-Organisation wünsche ich, dass so noch mehr Betroffene und ihre Familien den Weg zu ihr finden und damit zu einer größeren Freiheit im Umgang mit der genetischen Veränderung.

Februar 2002                         Prof. Dr. Rita Süssmuth, MdB

# Geleitwort

*Liebe betroffene Mädchen, betroffene Mütter und Väter,*
*liebe Leserinnen und Leser!*

„Wenn Du Dich auf den Weg machst, öffnet der Horizont seine Grenzen …!" Mit dem Buch von Angelika Bock über ihr Leben mit dem Ullrich-Turner-Syndrom (UTS) halten Sie eine Geschichte in den Händen, die Ihrer Geschichte ähnlich sein kann oder doch ganz anders …

Jede Frau muss sich auf ihre Weise mit UTS auseinandersetzen, sich auf den Weg machen, diese beschwerliche Straße entlangzugehen – Schritt für Schritt, barfuß oft, sich Blasen holend, nach dem geeigneten Schuhwerk suchend, in der Hoffnung, sich vor inneren und äußeren Schmerzen schützen zu können.

Jede betroffene Frau muss ihre ganz persönlichen Möglichkeiten finden, die das Weitergehen leichter und besser machen. Auf diesem Weg mit UTS steht man oft wie vor einer Mauer, und sicher keimt nicht nur einmal der Wunsch auf, die Mauer möge eine Öffnung anbieten, durch die Sie wegschlüpfen können oder dürfen – als betroffene Frau oder auch als Eltern einer betroffenen Tochter.

Nur mit viel Mut und Kraft und vor allem mit bedingungsloser Zuwendung von Familie, Freunden und anderen Betroffenen ist es möglich, den eigenen Weg weitermarschieren zu können. Und dabei doch ab und zu stehenbleiben zu dürfen, stehen zu bleiben, um auch wieder die Buntheit und Lebendigkeit des Lebens wahrnehmen und genießen zu können.

Es ist ein mühevoller Weg, nach Lösungen zu suchen und welche zu finden, Entscheidungen zu treffen und Veränderungen zuzulassen. Und dieser ganz eigene und persönliche Weg ist noch lange nicht zu Ende. Ein Weg mit vielen Stolpersteinen, der aber auch wunderbar glatte Wegstücke haben kann!

Die eine oder andere Leserin wird bei der Lektüre quälende Gedanken und Gefühle bei sich selbst erleben – Gedanken und Gefühle zur Vergangenheit, Gegenwart oder zur Zukunft. Mal sind diese Gedanken klar und fassbar, mal sind sie nebelig und trüb. Vielleicht werden Ihre Gedanken und Gefühle durch dieses Buch von Angelika Bock etwas Gestalt annehmen, vielleicht erleichtert es Ihnen ein weiteres Stück Ihres Weges, oder es ermutigt Sie, einen eingeschlagenen Weg zu verlassen. Eben dann, wenn Sie erkennen, dass Ihnen eine Entscheidung, eine Lösung, ein Lebensmotto nicht gut tun.

Und so sehe ich bei aller „Betroffenheit" das große Potenzial, das dieses Buch als Perspektive zum Weiterleben und -erleben eröffnen kann! Wir sollten es uns wert sein, unser einzigartiges Leben anzunehmen und zu gestalten! Viele gute Gedanken beim Lesen dieses Buches wünscht Ihnen

Marienheide/Kattwinkel im Mai 2002　　　　Elke Müller-Seelig
Referentin
für Familienpädagogik

*Das Beste ist die tiefste Stille,*
*in der ich gegen die Welt wachse –*
*und gewinne, was Sie mir*
*mit Feuer und Schwert nicht nehmen können.*

(Johann Wolfgang von Goethe)

# Vorwort

Nach jahrelangem Kontakt zur Deutschen Ullrich-Turner-Syndrom-Vereinigung, einer Menge Selbsterfahrung und auch professionellen Hilfen sitze ich nun hier und gehe daran, etwas über mein Leben mit der genetischen Veränderung „Ullrich-Turner-Syndrom" (im Folgenden mit „Turner-Syndrom" oder UTS abgekürzt) zu schreiben. Ich tue das, weil ich hoffe, damit anderen Betroffenen und deren Eltern helfen zu können. Und weil es mir hilft, mich nicht zu verstecken, sondern zu artikulieren. Vor allem aber, weil inmitten aller Diskussion um Pränataldiagnostik, Gentechnik und das Gesundheitssystem die eigentlich Betroffenen bisher kaum zu Wort kommen. Vielleicht manchmal auch (noch) keine Worte für ihr persönliches Erleben finden.

Hierbei bin ich zum einen ganz persönlich betroffen. Zum anderen bin ich, so denke ich, aber auch als Diplom-Psychologin in der Lage, Manches ebenso aus einem professionellen Blickwinkel zu reflektieren.

Immer noch gibt es auch unter Medizinern Vorurteile und einen Mangel an Information zum Thema UTS. Zudem erlebe ich mich als Betroffene angesichts der Entwicklungen in der Pränataldiagnostik und Genforschung als immer bedrohter in meiner Existenzberechtigung. Ich möchte ehrlich und offen über Probleme und auch über persönliches Leid berichten, aber ich möchte vor allem allen Lesern vermitteln, dass ein Leben mit einer genetischen Veränderung durchaus lebenswert sein kann und dass wir am Ende Frauen sind wie viele andere auch. Wir leiden in der Regel weniger unter medizinischen Problemen als vielmehr unter Vorurteilen, Abwertung und Isolation. Wir haben Fähigkeiten, Wünsche, Ängste und eine Persönlichkeit wie alle anderen Menschen auch. Ich wünsche mir, dass dies anhand meines persönlichen Erlebnisberichtes deutlich werden kann – greifbarer und persönlicher als aus Fachbüchern. Ich schreibe dies als ganz persönliches Projekt, für das ich allein verantwortlich zeichne. Es spiegelt mein subjektives Erleben und meine persönlichen Ansichten wider. Jede einzelne Betroffene könnte ihre ganz eigene Geschichte schreiben, und zu vielen Themen gibt es selbstverständlich auch ganz andere Argumente und Möglichkeiten. Dies ist jedoch meine Geschichte, so wie ich sie erlebt habe und erlebe – als eine von vielen, die geschrieben werden könnten.

Es gibt viele Menschen und Erfahrungen, für die ich dankbar bin. Es war ein langer Weg bis zu diesem Buch und hier seien die wichtigsten genannt, durch die dieser Weg möglich wurde:

Die Regionalgruppen Homburg-Saar und Berlin

Der Vorstand (alt und neu) der Deutschen UTS-Vereinigung – stellvertretend seien Frau Bettina von Hanffstengel, und Frau Gabriele Scheuring genannt.

Pater Herrmann Kügler

Die Katholische Hochschulgemeinde Trier – hier möchte ich vor allem Altfried G. Rempe, Beate Barg, Thomas Jakobs und Benedikt Welter nennen.

Frau Elke Müller-Seelig – mit besonderem Dank für viele wichtige Anregungen zum Manuskript und Zeit für sicher nicht immer einfache Gespräche.

Professor Dr. med. Fritz Haverkamp, Universitäts-Kinderklinik Bonn, der mich dankenswerter Weise bei den medizinischen Informationen beraten hat.

Frau Bettina Schärfe – für jahrzehntelange Freundschaft und viele erheiternde E-Mails.

Vielen Eltern und Betroffenen für gute Gespräche und Ermutigung.

Bedanken möchte ich mich auch beim Ernst-Reinhardt-Verlag und meiner Lektorin Dipl.-Psych. Ulrike Landersdorfer, dass ein solches Projekt möglich wurde – und sie sich die Mühe gemacht haben, meine Ideen wo nötig zu strukturieren.

Februar 2002                                        Angelika Bock

# 1  Ullrich-Turner-Syndrom – was ist das?

Ich möchte hier ganz knapp (in Anlehnung an den Text des Faltblattes der Deutschen Ullrich-Turner-Syndrom Vereinigung e. V.) über die wichtigsten Aspekte informieren. Ich werde auf viele Punkte an anderer Stelle nochmals ausführlicher eingehen. Für weitere medizinische Informationen sei auf die Literaturliste und die nächste Universitätsklinik verwiesen.

Das Ullrich-Turner-Syndrom ist nach dem amerikanischen Arzt Henry Turner und dem deutschen Kinderarzt Otto Ullrich benannt. Es handelt sich um eine genetische Veränderung auf dem 23. Chromosomenpaar, das für das Geschlecht entscheidend ist. Es sind ausschließlich Frauen betroffen, bei denen sich ja hier im Normalfall zwei X-Chromosomen finden: XX. Im Falle von UTS ist das zweite X-Chromosom entweder beschädigt oder bei der Zellteilung verlorengegangen. Dies kann durchgehend oder auch nur in einigen Zelllinien der Fall sein. Letzteres wird als Mosaikform bezeichnet. Diese Veränderung tritt etwa bei 1 von 2 500 Mädchengeburten auf. Bisher konnte noch keine Ursache für UTS identifiziert werden. Es handelt sich nicht um eine Erbkrankheit im herkömmlichen Sinne, sondern um eine Abweichung im Zellteilungsprozess. Eine familiäre Häufung konnte bislang nicht festgestellt werden. Lediglich bei den seltenen Fällen der Schwangerschaft einer Betroffenen ist das Risiko einer Fehlbildung erhöht. Bei einer Mosaikform kann als Erfahrungswert gelten, dass die Beeinträchtigungen in der Regel weniger schwer sind. Die Hauptsymptome sind:

- Kleinwuchs mit einer durchschnittlichen Erwachsenengröße von 1,46 m

- Aufgrund einer Unterentwicklung der Eierstöcke bleibt meistens eine spontane Pubertätsentwicklung aus. Frauen mit UTS sind bis auf seltene Ausnahmen unfruchtbar.

Weitere Symptome, die im Einzelfall auftreten können, aber nicht müssen (ca. bei 1/3 der Betroffenen) sind:

- Herz- oder Nierenfehlbildungen
- Lymphödeme an Händen und Füßen
- Eine seitliche Halsfalte (Pterygium Colli)
- Häufige Leberflecken (Pigmentnaevi)
- Ein herabhängendes Augenlid (Ptosis)
- Häufige Mittelohrentzündungen mit dem Risiko einer Hörminderung
- Verformungen an den Nägeln
- Skoliose

Die Intelligenz unter Betroffenen entspricht der in der Normalbevölkerung: Das heißt, die meisten sind normal intelligent, einige hochintelligent und einige weniger intelligent.

Zur Standardbehandlung gehört heute eine Behandlung mit synthetischem Wachstumshormon im frühen Kindesalter sowie eine Behandlung mit Östrogen-Präparaten etwa ab dem 12. Lebensjahr.

Ich werde in diesem Buch auf einige oft gestellte Fragen und häufiger geäußerte Ansichten von Eltern eingehen und einen Eindruck vom Leben einer Betroffenen vermitteln. Hier einige dieser häufig gestellten Fragen – oder auch Neudeutsch FAQ's:

- Kann ich/meine Tochter denn später ganz normale Beziehungen haben?
- Kann ich/meine Tochter normal zur Schule gehen?
- Sieht man mir/meiner Tochter das UTS später an?
- Welche Diagnostik sollte ich/sollten wir machen lassen?
- Erzählen die heute Erwachsenen meiner kleinen Tochter nicht Horrorgeschichten, die heute überholt sind?

- Wird meine Tochter/werde ich ein eigenständiges Leben führen können?
- Meine Tochter wird so sehr unter dem UTS leiden, ist es nicht besser, sie wird nie geboren?
- Hat jemand, der so aussieht, im Beruf nie eine Chance?
- Wozu mit ihr über Sexualität reden – sie wird ja sowieso nie einen Partner finden?
- Wozu einer Selbsthilfevereinigung beitreten – was habe ich davon?

# 2 Medizinische Informationen im Überblick

Hier einige zusätzliche Informationen zu Diagnostik und Behandlung, die einige der häufig gestellten Fragen beantworten, aber sicher nicht eine ausführliche Beratung durch einen Facharzt und weitere Lektüre ersetzen können. Herr Professor Dr. med. Fritz Haverkamp von der Universitäts-Kinderklinik Bonn hat mich hier dankenswerterweise beraten.

## Diagnostik

Das Vorliegen eines Turner-Syndroms kann zu sehr verschiedenen Zeitpunkten und aus verschiedenen Anlässen heraus diagnostiziert werden. Es gibt vermutlich durchaus Betroffene, die nie diagnostiziert wurden.

- Die sichere Feststellung eines Turner-Syndroms geschieht ganz sicher erst über eine Chromosomenanalyse bzw. die Erstellung eines Karyotyps. Chromosomen sind Strukturen innerhalb des Zellkerns, die Erbanlagen tragen. Ein Karyotyp ist der Chromosomensatz eines Menschen anhand von Zahl und Gestalt der Chromosomen.
- Pränatal kann heute UTS bei ausgeprägten Lymphödemen durch Ultraschall oder durch eine Amniozentese (eine Fruchtwasseruntersuchung) oder eine Chorionzotten-Biopsie (die Untersuchung des Mutterkuchens) festgestellt werden.
- Im Falle von auffälligen Lymphödemen oder ernsthaften Herzproblemen (etwa einer Aortenisthmusthenose, also der Verengung der Schlagader am Herzen) kann eine Diagnose im Säuglingsalter erfolgen.

- Häufig wird das Turner-Syndrom bei ausgeprägtem Kleinwuchs im Schulalter festgestellt (die mittlere Körperhöhe erwachsener Betroffener liegt bei 146,8 cm).
- Schließlich wird nicht selten erst bei Ausbleiben der spontanen Pubertätsentwicklung (dies trifft für 80–90 % der Betroffenen zu) im Teenager-Alter und der Suche nach der Ursache hierfür die genetische Veränderung festgestellt.

Die meiste Erfahrung haben in diesem Bereich sicher pädiatrische Endokrinologen an Unversitäts-Kinderkliniken oder anderen größeren pädiatrischen Einrichtungen. Dort ist auch ein Austausch zwischen den Bereichen Kinderheilkunde, Genetik und Gynäkologie am Einfachsten. In der Regel gibt es dort ambulante Sprechstunden, in denen dann das weitere Vorgehen festgelegt wird.

## Wachstumshormon-Therapie

Allgemein sind viele Mädchen mit UTS schon bei der Geburt kleiner als andere. Mit UTS im Durchschnitt 48,5 cm, gesunde Kinder im Durchschnitt 52 cm. Meist wird die Endgröße später erreicht, und der mit der Pubertät verbundene Wachstumsschub bleibt aus. Seit einigen Jahren ist eine Behandlung mit Wachstumshormonen möglich. Dabei ist folgendes zu beachten:

- Eine Behandlung mit Wachstumshormon-Präparaten ist je nach Diagnose-Zeitpunkt vom frühen Kindesalter an bis zur Pubertät bzw. dem Abschluss des Knochenwachstums möglich. Je nach Diagnosezeitpunkt und fachlicher Auffassung des behandelnden Arztes kann auch die Dauer der Wachstumshormonbehandlung sehr unterschiedlich sein. Meist dauert sie aber über mehrere Jahre an.
- Heute werden gentechnisch synthetisierte Wachstumshormone gegeben – auch in Kombination mit Oxandrolon, einem Anabolikum.

- In der Regel wird durch eine Behandlung die individuelle End-größe so rascher erreicht. Verschiedene Studien berichten über sehr unterschiedlichen Gewinn im Vergleich zur prognostizierten Endgröße. Mir bekannt sind Angaben von möglichen 2−8 cm mehr an Endgröße. Hier bestehen erhebliche individuelle Unterschiede, wie erfolgreich eine Behandlung jeweils ist.
- Der Erfolg einer Wachstumshormonbehandlung hängt unter anderem vom Alter bei Beginn der Dosierung und der Dauer der Behandlung ab. Hier gibt es noch recht unterschiedliche Vorgehensweisen in verschiedenen Kliniken. Es werden zwar heute schon recht gute Erfolge erzielt und in einigen Fällen wurde eine Endgröße von über 8 cm über der prognostizierten Endgröße erreicht. Ob die Hoffnungen auf eine möglichst „normale" Endgröße erfüllt werden können, hängt jedoch von vielen individuellen Bedingungen ab.
- Die Behandlung besteht aus einer täglichen Injektion, die sich die Betroffene je nach Alter selbst geben kann.
- Während der Behandlungszeit sind regelmäßige Kontrolluntersuchungen vorgesehen.
- Es bestehen verschiedene Auffassungen über Dosierung, optimalen Handlungsbeginn und die zu empfehlende Behandlungsdauer.

## Die Östrogen-Substitution

Bei Frauen mit Turner-Syndrom sind die äußeren Genitalien, Gebärmutter und Scheide normal ausgebildet. Die Eierstöcke sind jedoch zu Bindegewebe ohne Funktion umgewandelt. Somit wird nicht wie bei anderen Frauen Östrogen vom Körper selbst gebildet und muss somit von außen zugeführt werden. Dies geschieht meist in Form von Tabletten, es sind mittlerweile aber auch Pflaster- und Gelpräparate auf dem Markt. Folgendes erscheint mir zu diesem Thema wissenswert:

- Heute werden meist ab einem Alter von 12–13 Jahren – möglichst zeitgleich mit dem Beginn der Pubertät bei den anderen Mädchen in der Schulklasse – Östrogenpräparate gegeben. Begonnen wird in aller Regel mit sehr geringen Dosen, die dann allmählich gesteigert werden.
- In der Regel wird ab hier die Betreuung durch einen (Kinder-) Gynäkologen übernommen.
- Durch eine Hormonbehandlung kommt es zu einer altersgemäßen Brustentwicklung und später dem Einsetzen einer Regelblutung.
- Eine entsprechende Behandlung wirkt sich positiv auf das psychische Befinden und die Selbstwahrnehmung als Frau aus. Die Scheidentrockenheit wird positiv beeinflusst und die sexuelle Erlebnisfähigkeit dadurch erhöht.
- Eine ausreichende Östrogen-Substitution beugt zudem späterer Osteoporose vor.
- Es ist möglich, dass zunächst individuell die richtige Dosis und das passende Präparat gefunden werden muss und verschiedene Präparate versucht werden müssen, bis eine optimale Einstellung erreicht ist.

## Mögliche psychosoziale Folgeprobleme

Chronische Gesundheitsprobleme, zu denen sicher auch das Turner-Syndrom zu zählen ist, können mit psychosozialen Problemen einhergehen, wenn nicht eine entsprechende Unterstützung von Eltern und Betroffenen erfolgt. Ich möchte hier einige solche Folgeprobleme nennen. Und zwar, um Mut zu machen, dass es kompetente Hilfe gibt. Und weil psychosoziale Probleme kein unabwendbares Schicksal sind. Sie sind auch kein Zeichen von Schwäche und es ist keine Schande, sich auch auf diesem Gebiet Hilfe zu holen. Psychosoziale Probleme sind keine automatische Folge der genetischen Veränderung – und nicht alle Frauen mit UTS sind hiervon betroffen. Ich habe jedoch den Eindruck, dass die Hemmschwelle, Hilfe zu suchen und über diese Probleme auch zu sprechen, sehr groß ist. Gute Ansprechpartner sind hier Beratungsstellen, die bei Bedarf an Therapeuten weiterverweisen und einen Anfangsverdacht bestätigen oder relativieren können. Hier finden Sie auch bei Bedarf kompetente „Kommunikations-Helfer". Folgende Probleme treten im Zusammenhang mit UTS häufiger auf:

- Mangel an Selbstsicherheit bzw. Minderwertigkeitsgefühle, die sich im Alltag etwa darin äußern, dass die Betroffenen sich nicht ausreichend gegenüber Forderungen anderer abgrenzen können und nicht selbstsicher ihre eigenen Interessen vertreten können.
- Unsicherheit in der Aufnahme von heterosexuellen Kontakten: Hier dürften meiner Ansicht nach die Körperwahrnehmung und der Umgang mit dem Thema Kinderlosigkeit die wichtigsten Faktoren sein.
- Bei schlechter räumlicher Wahrnehmung können bei entsprechenden Alltagsaufgaben Probleme auftreten (z. B. Autofahren, Kunstunterricht).
- Kommunikationsprobleme in der Familie können die Bewältigung erschweren: Es wird gar nicht oder in einer nicht lösungsorientierten Art und Weise über das Turner-Syndrom gesprochen. Grundvoraussetzung für einen offenen Umgang mit der Betroffenen ist hier natürlich die Kommunikation zwischen den Eltern.
- Immer wieder ist ein sozialer Rückzug Betroffener zu beobachten. Ursache können Schamgefühle aufgrund der verzögerten körperlichen Entwicklung oder Minderwertigkeitsgefühle aufgrund der geringeren Körpergröße sein.
- Depressionen stellen eine weitere mögliche psychosoziale Folgeproblematik bei Betroffenen dar. Symptome hierfür sind Antriebslosigkeit und negative Gedanken über sich selbst, die Zukunft und die Welt. Es wird keine Freude mehr an bisher als angenehm erlebten Aktivitäten empfunden.

- Selbstschädigendes Verhalten, also etwa sich selber kleinere und größere Verletzungen zufügen, ist ein deutliches Zeichen für psychische Konflikte. Hier sollte professionelle Hilfe gesucht werden.
- Psychosomatische Störungen können ebenfalls durch mit der genetischen Veränderung in Zusammenhang stehende Konflikte und Ängste bedingt sein oder verstärkt werden. Beispiele sind Magen-Darm-Störungen, Hauterkrankungen und Atemwegserkrankungen.

Dies sind natürlich nur einige Beispiele. Im Einzelfall halte ich den vorhandenen Leidensdruck einer Familie für einen ausreichenden Grund, sich ganz einfach beraten zu lassen. Dann kann das Grundproblem bestimmt und das weitere Vorgehen gemeinsam festgelegt werden.

## Hilfen im Gesundheitssystem

Zu diesen Themen kann ich hier naturgemäß nur allgemeine Hinweise geben – und an die zuständigen Stellen vor Ort verweisen.

Betroffene können einen Schwerbehindertenausweis beantragen. Der am Ende hier eingetragene Prozentsatz der Behinderung richtet sich unter anderem nach individuellen medizinischen Problemen und der Körpergröße. Genauere Informationen hierzu gibt das Sozialamt bzw. Versorgungsamt.

Die Erfahrungen mit Versicherungen (Lebensversicherungen, Rentenversicherungen, zusätzliche Krankenversicherungen) sind sehr unterschiedlich, da es hier keine einheitlichen Vorgaben gibt. Private Krankenversicherungen nehmen Betroffene unabhängig vom Gehalt grundsätzlich nicht auf. Mit Lebensversicherungen und zusätzlichen Rentenversicherungen gibt es meines Wissens nach weniger Probleme, da diese ja kapitalgedeckt sind. Tatsache ist, dass hier bisher eine systematische Sammlung von Erfahrungen und Regelungen fehlt und durch die Vielzahl ganz unterschiedlicher Versi-

cherungen schwierig ist. Also am Besten jeweils direkt bei der an-
visierten Versicherung nachfragen.

Bisher gab es keinerlei Probleme mit der Übernahme der Östrogen-Therapie durch die gängigen Krankenkasse. Die Finanzierung
der Wachstumshormon-Therapie wird in letzter Zeit schwieriger.
Hier sind die Kosten extrem hoch und Langzeitstudien noch kaum
möglich, da die Präparate erst relativ kurz auf dem Markt sind. Immer
wieder gibt es hier die Möglichkeit, im Rahmen einer Studie behandelt zu werden. Eine Operation des Flügelfells wurde bisher
übernommen. Maßnahmen wie Brustaufbau-Plastiken bei sehr geringer Brustentwicklung sind wohl nach meinen letzten Informationen nicht ganz so unkompliziert, was die Kostenübernahme an-
geht.

# 3 Erfahrungen einer Betroffenen im Alltag und in Bezug auf die Therapie

In diesem Teil möchte ich einen Eindruck davon vermitteln, wie es sich anfühlt, als Betroffene zu leben: Von den besonderen Schwierigkeiten, vom Alltag, der Behandlung. Natürlich sind dies eben meine persönlichen Erfahrungen. Andere mögen andere machen und gemacht haben. Ziel ist es, einen allgemeinen Eindruck zu vermitteln. Ich werde reine Erfahrungsberichte und deren Reflexion oder Betrachtung und Informationen zu kennzeichnen versuchen und miteinander mischen. Daneben werde ich mich bemühen, durch andere Beispiele aus verschiedenen Kontakten ein möglichst vollständiges Bild zu zeichnen. Und zu zeigen, wie unterschiedlich eben hier auch die Erfahrungen sein können. Es besteht natürlich keinerlei Anspruch auf Vollständigkeit oder Allgemeingültigkeit. Ich bin mir durchaus bewusst, dass ich mich hier auf einem schmalen Grad bewege: Zwischen persönlichem Erleben mit Bewältigungsversuchen und Ängsten einerseits und einer Informationsvermittlung mit einer sachlichen Reflektion der realen Gegebenheiten andererseits.

## In der Kindheit

### Alltag und Gesundheitsprobleme

*Die Schwangere läuft unruhig auf dem Krankenhausflur hin und her. „Nein, es ist noch nicht so weit!" beruhigt sie die Hebamme. Aber dann geht doch alles ganz schnell und nach einer Sturzgeburt ist das Kind da. Das kleine Mädchen ist aber leider nicht gesund. Es hat Lymphödeme. Und dann, am nächsten Tag, fängt es an zu krampfen. Die Mutter, eine gelernte Säuglingsschwester, ist verzweifelt und sucht ihren ehemaligen Chef auf. Sie weint, wiegt das Kind in den Armen, um es zu beruhigen und mögliche Schäden zu vermeiden. Sie weiß, was auf dem Spiel steht und dass nur absolute Ruhe eine schwere Hirnschädigung verhindern kann. Seine einzige Reaktion ist: „Sie müssen halt damit rechnen, dass aus dem Kind nichts wird!" Ein anderer Arzt untersucht das Kind in den nächsten Tagen noch einmal gründlich. Ihm fallen die Lymphödeme auf, und nach einer Genanalyse steht fest: Das kleine Mädchen wurde mit einem Ullrich-Turner-Syndrom geboren. Viel kann man der Mutter Ende der sechziger Jahre nicht darüber sagen. Es bleibt das Gefühl einer enormen Bedrohung und die Gewissheit, ein „behindertes" Kind zu haben. Nachdem die Hirnblutungen zum Stillstand gekommen sind, werden beide entlassen. Zu Hause stellt die Mutter erleichtert fest, dass ihre Tochter einen ganz klaren Blick hat. Aber die Sorge bleibt, und im nächsten Jahr sind alle bemüht, das kleine Mädchen möglichst ruhig zu halten. So sind die ersten Monate von großer Sorge um das Neugeborene geprägt. Nach einem Jahr schließlich spricht und läuft das Mädchen und ist ein lebhaftes Kleinkind.*

So sah mein Start ins Leben aus. Manchmal denke ich heute, dass dieser Satz des Chefarztes doch tiefe Spuren hinterlassen und die Einstellung meiner Eltern zu mir geprägt hat. Ich kann nur vermuten, wie viele Türen in dieser Zeit bei meinen Eltern innerlich zugeschlagen wurden – und wie viele davon unnötigerweise. Bei mir bleibt das Gefühl, dass mir eigentlich von Anfang an niemand wirklich eine Chance gegeben hat und ich direkt einen solchen Stempel hatte … „keine richtige Frau zu sein" und „nichts zu werden". Nun, ich hatte Glück und bin durch diese Hirnblutungen lediglich an den Augen beeinträchtigt worden und habe Probleme damit, die Bilder beider Augen zu integrieren. Das wirkt sich natürlich auf das räumliche Sehen aus und hat zur Folge, dass ich nicht Autofahren kann. Dass bei mir das Turner-Syndrom so früh diagnostiziert wurde, war 1968 sicher eher ein Zufall, da der Arzt dort schon damals ein Spezialist war. Allerdings muss ich den wenigen Erzählungen meiner Mutter entnehmen, dass die Information und Begleitung meiner Eltern sehr schlecht war: Es gab wenig Information und keinerlei Kontakte zu anderen Eltern, keinerlei Möglichkeit, über Fragen und

Schwierigkeiten zu sprechen. Informationsmaterialien wie ich sie heute verschicken kann, existierten ebenfalls noch nicht.

Im Kindesalter gab es auch danach noch einige Gesundheitsprobleme: Ich hatte wohl durch das UTS bedingt vor allem mit häufigen Mittelohrentzündungen und Bronchitis zutun. Dies war natürlich für die ganze Familie eine Belastung, da ich dann auch nachts wach war und Arztbesuche nötig wurden. Ich denke, dass hierdurch bei meinen Eltern ein Gefühl entstanden ist, mich immer besonders behüten zu müssen, und dass ich wenig lebenstüchtig bin, meine Eltern von mir nichts erwarten können. Diese Gesundheitsprobleme führten dazu, dass ich erst im Alter von vier Jahren getauft wurde. Ich bin allein nach vorne zum Taufbecken gegangen und wie mir erzählt wurde, wirkte ich sehr ernsthaft dabei und mir der Bedeutung des Ereignisses irgendwie bewusst. Ich habe eine vage Erinnerung daran.

Ich wurde außerdem mit einem Lymphangiom an der Oberlippe geboren und musste hieran mehrfach operiert werden. Hierbei sind, einfach gesprochen, Lymphbahnen in der Oberlippe gestört, und es kommt zu einer gutartigen Wucherung, die entfernt werden muss. Ich hatte hierdurch oft Schmerzen, musste nach der OP eine Schnabeltasse benutzen und konnte nur püriertes Essen aufnehmen. Später kam dann noch eine große Angst dazu, wie ich nach der OP aussehen würde: Es gab immer die Bedrohung einer weiteren Entstellung, wenn zu viel auf einmal entfernt würde. Stellen Sie sich vor, Sie sollen einschlafen, ohne zu wissen, mit welchem Gesicht sie aufwachen werden. Die hier notwendigen Krankenhausaufenthalte waren schon sehr belastend und ich hatte an der Lippe schlicht auch Schmerzen. Leider ist zwar heute äußerlich weniger zu sehen, aber das Problem kann jederzeit wieder auftreten. Natürlich haben sich meine Eltern hier viele Sorgen gemacht und befürchtet, dass ich von anderen Kindern nicht angenommen würde. Dies hat sich dann auch auf mich übertragen, und der Grundstein für das Gefühl, ein Monster zu sein, war gelegt. Meine Lippe war faktisch gesehen im Kindesalter sicher etwas dicker als die der anderen, und ab und zu gab es auch kleinere Hänseleien.

Dies war nun in Auszügen die Schattenseite meiner Kindheit. Aber es gab auch sehr viel Normalität: Ich war seit dem 4. Lebensjahr eine Wasserratte und habe auch mit 4 Jahren das erste Mal auf Skiern gestanden. Ich hatte in der Grundschule als größtes Problem die Langeweile. Allerdings wurde ich wie viele andere Betroffene ein Jahr später eingeschult. Heute verstehe ich die Berichte meiner Mutter so, dass ich wohl im Alter von 6 Jahren doch leicht hyperaktiv war und die Lehrerin schlicht meinte, ich wäre zu unruhig. Zu den zwei oder drei Lieblingsgeschichten, die in der Familie über mich erzählt werden, gehört auch die folgende: Ich bin mit etwa vier Jahren auf eine alte, abbruchreife Sprungschanze geklettert, über recht große Löcher hinweg auf eine Höhe von immerhin etwa vier Metern. Alle haben sich erschrocken, aber nachdem ich wieder unten war, habe ich nur begeistert gesagt: „Morgen gehe ich wieder hoch!".

Nach meiner Erinnerung habe ich eigentlich als Kind nicht anders gelebt als meine engsten Freundinnen. Nur dass ich öfter krank war: Mittelohrentzündungen und Bronchitis wechselten sich eine Zeitlang quasi ab. Doch ansonsten haben meine Freundin und ich für Barbiepuppen Wohnungen gebaut, im Winter auch Schneeburgen im Garten. Wir haben gemeinsam Sekretärin gespielt oder sind zu Veranstaltungen des Sportvereins gegangen.

Als Kind hat es mir natürlich Angst gemacht, krank zu sein. Vor allem, da mir niemand erklärt hat, was eigentlich mit mir los ist. Festgesetzt hat sich nach und nach einfach ein diffuses Gefühl, nicht normal zu sein. Und durch Erfahrung und Bemerkungen auch immer mehr die Sorge, wieder krank zu werden. Es war besonders schlimm, während des Krankseins auch noch allein zu sein. Ich erinnere mich, dass ich sehr oft wirklich sehnsüchtig darauf gewartet habe, dass mich eine Schulfreundin besucht und mir die Schulaufgaben bringt, oder dass jemand von der Familie Zeit findet, nach mir zu sehen. Da blieb natürlich viel Zeit zum Träumen, Nachdenken und Grübeln. Ich habe mir oft einfach eine ganz andere Welt vorgestellt – eine Welt, in der ich nicht abgelehnt werde und in der ich selber mein Leben gestalte. Eine Welt, in der ich zu anderen Kontakt habe, und in der ich nicht krank bin, sondern stark. Meine größte Sorge als Kind war natürlich, dass ich meinen Eltern so viele Sorgen machte. Und die Ungewissheit für die Zukunft, die ich doch schon recht früh empfunden habe. Ich lernte, nichts als selbstverständlich hinzunehmen. Alle Zukunftsgedanken waren bereits im Alter von 11 Jahren mit Fragezeichen versehen. Ich war einfach nie so unbeschwert wie die anderen, auch wenn ich sonst die selben Wünsche und Gedanken hatte. Gerade das finde ich wichtig, noch einmal zu betonen: Ich habe die selben Spiele gespielt, die selben Bücher gelesen, die selben Sendungen gesehen und die selben Lieder gesungen wie andere Kinder meines Alters. Und ich habe an den selben Dingen Freude gehabt. Aber natürlich auch meine Eigenheiten wie die Vorliebe für das Zitieren langer Lieder und Gedichte oder eine Abneigung gegen Gummitiere.

Freunde zu finden war ebenfalls nie selbstverständlich für mich. Schon recht früh hatte sich hier tief in mir das Bewusstsein gebildet, anders zu sein. Und damit die Frage, ob es denn möglich sei, mich zu mögen. Auch an der Zuneigung meiner Eltern habe ich immer gezweifelt. Ich habe seit ich mich bewusst erinnern kann das Gefühl, mir quasi meine Existenzberechtigung verdienen zu müssen und nur dann überhaupt registriert und akzeptiert zu werden, wenn ich eine bestimmte Leistung erbringe. Natürlich war nichts was ich tat – so wie ich es erlebte – jemals gut genug, und mein reines Existenzrecht sah ich immer wieder in Frage gestellt. Ich schaffte es eben nie, den Erwartungen gerecht zu werden. Heute denke ich, dass in die Erwartungen leider nie objektiv gegebene Grenzen einbezogen wurden und ich definitiv in mancher Hinsicht überfordert war – vor allem was sportliche Leistungen betrifft. Ich denke schon, dass dieses Gefühl bis heute seine Spuren hinterlassen hat. Aber ich durfte auch erleben, dass es möglich ist, sich hieraus zu befreien und als Erwachsene eine ganz andere Sichtweise zu entwickeln. Ebenso, dass es möglich ist – und ich auch das Recht habe – mich gegen Übergriffe zu wehren. Gebraucht hätte ich hier sicher mehr Bestätigung, dass ich, so wie ich bin, auch angenommen bin und sein darf. Und dass es mehr interessiert, wer ich bin, als dass ich ein Turner-Syndrom habe. Und ich hätte es gebraucht, dass sich jemand die Zeit nimmt, mir zu erklären, was eigentlich mit mir los ist. Ich hätte einen Ort gebraucht, an dem meine Fragen und Ängste einen Platz haben und ausgesprochen werden können. Ich hätte es gerade als Kind gebraucht, dass jemand wirklich mich sieht – und nicht nur ein medizinisches Problem oder vorhandene Schwächen und „Mängel". Dass jemand mich sieht, mit meinen Gedanken und Möglichkeiten. Ich sage dies, um allen mit dem Thema Befassten einen Erfahrungswert mitzugeben, was für einen guten Umgang mit dem Turner-Syndrom hilfreich ist. Meine Eltern konnten wohl kaum anders handeln, da sie selbst so gut wie nicht betreut wurden und einfach für eine solche Situation keine Strategien und keinen Ort hatten, an dem sie informiert und gestärkt worden wären. Und ich schildere es, weil es gar nicht genug betont werden kann, welchen Einfluss die hier entstandenen Gefühle auf das spätere Leben haben können und eben auch bei mir haben. Ich kann heute vieles zwar mit Abstand und Fachwissen betrachten, aber die existentielle Verunsicherung lässt sich nicht per Knopfdruck abstellen. Sie holt mich gelegentlich wieder ein wie ein alter Bekannter.

Meine Großmutter stellte hier eine Art Gegengewicht dar. Sie hat es zum Beispiel mit viel Geduld geschafft, mir trotz des Lymphangioms das Pfeifen beizubringen. Und sie hat einfach daran geglaubt, dass ich es schaffen kann. Das galt auch für andere Bereiche. Allerdings ging ich immer davon aus, dass sie nichts über mein Turner-Syndrom weiß. Also blieben die Signale von ihr am Ende schwächer als die gegenteiligen von so vielen anderen.

## Wie kann hier die Selbsthilfevereinigung unterstützen?

Wenn es um Betroffene im Kindesalter geht, sind natürlich die Eltern die Adressaten und Ansprechpartner der Selbsthilfevereinigung. Ich halte eine ausführliche und professionelle Beratung von werdenden oder jungen Eltern für ganz besonders wichtig. Hierbei sind für mich allerdings die medizinischen Informationen ein wichtiges, aber nicht das einzig wichtige Element. Ich denke, in diesem Bereich ist noch viel zu verbessern. Vor allem ist derzeit die Betreuung noch sehr uneinheitlich und der Kontakt zur Selbsthilfevereinigung in vielen Fällen bzw. an einigen Kliniken noch ungenügend. Immer noch kennen viele Kliniken die Selbsthilfeorganisation gar nicht oder es wird kein Kontakt hergestellt. Es gibt immer noch erwachsene Betroffene, die nie mit einer anderen Betroffenen gesprochen haben – sei es aus Mangel an Information oder aus Unsicherheit.

Ich finde es verständlich, dass es werdenden Eltern auch Angst machen kann, mit erwachsenen Betroffenen konfrontiert zu werden – vor allem, wenn noch eine Entscheidung über Austragen oder Beenden der Schwangerschaft aussteht. Ich denke allerdings, dass ein realistisches Bild von einem Leben mit dem Turner-Syndrom eigentlich nur im Kontakt mit Eltern und Betroffenen entstehen kann. Idealerweise ergänzen sich hier Sachinformation und Erfahrungsberichte. Ich habe hier eine Mutter vor Augen, die nach ungenügender Information eine Tochter mit Turner-Syndrom abgetrieben hat und erst viel später Kontakt zu uns bekam. Es war für sie sehr schwer und sie wird wohl damit einen lebenslangen Konflikt haben. Da hier das Thema Schwangerschaftskonflikt berührt wird, möchte ich noch folgendes betonen: Es kann für mich und in diesem Buch nicht darum gehen, irgend ein moralisches Urteil über die immer sehr individuelle und sicher niemals leichte Entscheidung von Eltern bzw. Müttern zu fällen. Es geht mir nur darum, diese nicht auf einer falschen Grundlage oder aufgrund falscher Erwartungen zu fällen. Ich werde kaum etwas daran ändern können, dass ein großer Teil meiner Umwelt ein Leben mit einer Behinderung ablehnt und sich im Falle eines Falles gegen ein Kind mit einer Behinderung entscheiden würde. Und dies aus ganz verschiedenen und sicher durchaus nachvollziehbaren Gründen. Aber ich kann und möchte etwas dafür tun, dass eine solche Entscheidung bewusst, auf der Basis angemessener Informationen und im Wissen um alle Möglichkeiten der Unterstützung geschieht.

Leider sind wir ein recht kleiner Verein und haben daher kaum eine Lobby. Wir bemühen uns kontinuierlich um eine Verbesserung der Arbeit und einen Ausbau der Kontakte. Dies ist allerdings kein leichtes Unterfangen. Und natürlich ist es eine enorme Zusatzbelastung, dass jedwede Vereinsarbeit und Öffentlichkeitsarbeit hier rein ehrenamtlich geleistet wird und sich die Selbsthilfe ausschließlich aus Mitgliedsbeiträgen und Spenden finanziert. Bisher war es auch eher schwierig, Prominente für eine tatkräftige Unterstützung zu gewinnen. Wir sind wohl auch schlicht eine zu kleine Gruppe. Doch sind wir stolz und glücklich sagen zu können, dass Frau Prof. Dr. Rita Süssmuth seit inzwischen etwa einem Jahr offiziell unsere Schirmherrin ist.

## Was ist machbar und womit muss ich leben lernen?

Eine ganz wichtige Aufgabe einer Selbsthilfeorganisation und des darin möglichen Austausches ist meiner Meinung nach eine wirkliche Auseinandersetzung mit der genetischen Veränderung. Heute bestehende Möglichkeiten der Therapie, etwa durch Wachstumshormone, können dazu verleiten zu glauben, durch eine Behandlung würde ja „alles in Ordnung" kommen und eine solche bewusste Auseinandersetzung mit und eine Akzeptanz der genetischen Veränderung sei nicht mehr notwendig. Ich denke, dies ist unter Umständen später eher hinderlich, denn es gibt einfach keine Therapie, wie gut in vielerlei Hinsicht auch immer, die an der Tatsache des Turner-Syndroms oder daran, dass Betroffene in aller Regel relativ klein sein werden, etwas ändert. Ich habe mühsam gelernt, dass die Bewältigung dann am besten gelingt, wenn es von Anfang an eine bewusste Annahme von und Auseinandersetzung mit Besonderheiten oder Einschränkungen gibt und dann eine Anpassung und Alternativen gefunden werden können. Keine Therapie ersetzt eine persönliche Auseinandersetzung mit sich selbst bzw. der betroffenen Tochter oder den verschiedenen Besonderheiten und Einschränkungen, die im Einzelfall mit der Diagnose Turner-Syndrom einhergehen. Oft ist die Therapie selbst ja ebenfalls mit Belastungen verbunden: Wachstumshormone müssen über längere Zeit täglich gespritzt werden, möglicherweise sind Operationen notwendig. Je besser hier die persönliche Verarbeitung ist, desto besser wird hier die Akzeptanz auch der Therapien sein. Und auf diesem Weg kann der Austausch mit anderen Eltern oder Betroffenen und die über die Selbsthilfe bereitgestellte Information ein wichtiger Schritt sein. Ich persönlich wünsche mir sehr, dass von diesem Buch und von der Deutschen UTS-Vereinigung e. V. das Signal an Betroffene und Eltern ausgeht, dass sie mit allen Fragen und möglichen Schwierigkeiten nicht allein sind. Und ich wünsche den Eltern und Betroffenen, die sich mit ihren Alltagssorgen allein und überfordert fühlen, dass sie sich nicht scheuen, den Kontakt zu suchen und sich Informationen und Unterstützung zu holen. Und dass sie einfach auch das Miteinander unter Gleichgesinnten genießen können.

## Als Jugendliche

### Alltag, Gesundheit und Bewältigungsstrategien

*„Da unten! Schau mal, da kommt die 31!!! Ich habe gleich die weiße Weste erkannt!" Meine Freundin kichert nur und schaut lieber nach der 44. Ich zupfe noch mal das Band um mein Bein zurecht, das so gut zur lila Kordhose passt. Der Pulli kratzt, aber ich habe ihn selbst gemacht und die Farbe lässt meine Augen blauer aussehen. „Pass auf, jetzt kommt der nächste – o. k., er hat das Tor korrekt genommen!" Wir stehen als Streckenposten an einem schwierigen Tor beim Rennen der älteren Jugendlichen. Nach zwei Stunden Kleiderauswahl und eher kläglichen Experimenten mit Make-up und Lockenstab haben wir es tatsächlich pünktlich geschafft. Ich beneide meine Freundin um ihre Figur und ihre Haare. Meine Schwärmerei für den Jungen mit der weißen Daunenweste geht nun in den dritten Winter. Ohne dass wir uns kennen gelernt hätten. Wir sahen uns eben im Winter bei den Skirennen.*

*Ich hatte innerlich aufgegeben. Ich hatte begriffen, dass ich keine Chance haben würde, überhaupt je einen Freund zu haben. Ich war zwar erst 16, aber nicht dumm.*

Nach außen verhielt ich mich wie alle anderen. Und in Gesprächen mit meinen engsten Freundinnen konnte ich kaum einen Unterschied feststellen, was Interessen oder Gefühle „den Jungs" gegenüber betraf. Aber was für die anderen ein Spiel oder einfach ein selbstverständlicher Teil des Alltags war, war für mich mit Angst verbunden. Was würde wohl passieren, wenn ein Junge davon erführe, dass ich „nicht ganz normal" war? Kinder konnte ich ja auch nicht kriegen. Für die meisten existierte ich einfach nicht. Und ich fragte mich immer öfter, ob ich überhaupt eine richtige Frau sei.

In der Pubertät wurden für mich viele Gefühle aus der Kindheit schlicht noch prägnanter. Und wo ich als Kind vielleicht noch die Hoffnung auf später hatte, konnte sich nun ein Gefühl der Aussichtslosigkeit ausbreiten.

Ich hatte nie viele Freunde und habe mich in der Pubertät immer mehr zurückgezogen. Ich war wegen meines Äußeren so verunsichert, dass ich anfing, Nähe zu meiden. Ich habe mit 13 Jahren von meiner Mutter kurz und knapp erfahren, dass ich keine Kinder bekommen kann. Ich ging also in die Pubertät mit dem Gefühl, anormal zu sein, und mit dem Wissen, dass ich vieles, was für andere so selbstverständlich war, nie haben würde – etwa eine Familie. Somit war natürlich eine ganz normale Annäherung an das andere Geschlecht schier unmöglich.

Ich konnte mir auch mit 15 eigentlich nur vorstellen, dass ein Mann bei meinem Anblick angewidert sein müsste. Da in der Familie bei den zwei Gelegenheiten, wo meine Mutter eine Schwärmerei mitbekommen hat, meine Gefühle ins Lächerliche gezogen wurden und mir klargemacht wurde, dass ich nicht mit ähnlichen Gefühlen auf der anderen Seite rechnen könnte und sowieso meine (sehr schlanke und zierliche) Schulfreundin besser zu dem Betreffenden passen würde, wurde mein Selbstwertgefühl immer geringer. Ich denke, ich habe nach und nach einfach aufgegeben, nach einem Partner zu suchen und Männer nur noch als Quelle von Demütigungen und Ablehnung wahrgenommen. Der eigene Körper wurde eher zu einem Feind und ich schämte mich sehr für mein Aussehen. Auch hier gilt, dass ich zwar vieles heute schon anders einordnen und betrachten kann, aber ein „normales" Verhältnis zu Männern ist für mich, und wie ich höre auch für viele andere Betroffene mit ebenfalls sehr negativen Vorerfahrungen, nicht so einfach.

An dieser Stelle möchte ich einfach, so schwer es mir auch fällt, noch etwas klarstellen: Ich und alle Frauen mit Turner-Syndrom haben durchaus sexuelle Wünsche und können grundsätzlich Sexualität als etwas Angenehmes erleben. Wir sind Frauen, kein Neutrum. Und wenn wir uns frei genug fühlen, es zu zeigen, sind wir auch keinesfalls alle sexuell infantil oder ohne sexuelles Empfinden. Ja, wir werden zwar nicht sehr groß, aber durchaus erwachsen. Leider wird dies noch heute hier und da selbst in Fachliteratur behauptet. Ich habe in Gesprächen erfahren, dass sich andere Betroffene aus geringem Selbstwertgefühl heraus auf Beziehungen eingelassen haben, in denen sie ausgenutzt und auch gedemütigt wurden: Zum Teil, weil sie nicht gelernt hatten, sich abzugrenzen, zum Teil aus Angst, sonst überhaupt keine sexuellen Erfahrungen machen zu können. Wir sollten es uns wert sein, die selben Erwartungen oder Ansprüche an eine Beziehung zu stellen wie andere Frauen mit gesundem Selbstbewusstsein auch. Jede von uns hat – so sehe ich es – in eine Beziehung etwas einzubringen, und das Recht, als gleichberechtigte Partnerin behandelt zu werden – so wie jede andere Frau auch. Hier wirkt sich bei uns Betroffenen vielleicht das in den Medien vermittelte Ideal und seine Unerreichbarkeit besonders deutlich aus und frustriert uns noch stärker, als es dies bei Frauen im Allgemeinen kann.

Ich persönlich habe wohl die Hoffnung auf eine Partnerschaft im Jugendalter aufgegeben und versucht, die tiefen Verletzungen und die Einsamkeit durch Gedichte zu verarbeiten und auszudrücken. Recht oft versuchte ich dies in englischer Sprache. Es war für mich wichtig, mich auf irgendeine Art und Weise ausdrücken zu können – und wohl auch ein sichtbarer Beweis, dass in mir jemand jenseits der äußerlichen Unzulänglichkeiten war. Vor allem während eines Aufenthaltes in den USA im Rahmen eines Highschool-Jahres konnte ich durch die Teilnahme an einem Kurs für kreatives Schreiben diesem Hobby nachgehen. In einer anderen Sprache zu schreiben ermöglichte es mir, Dinge zu sagen, die ich sonst nicht zu sagen gewagt hätte – mit dem Wissen, dass es zumindest meine Eltern nicht würden lesen können. So wurde das Papier zu einem Freund. Zu einem abgerundeten Bild für den Bereich Partnerschaft gehört auch der Hinweis auf zahlreiche andere Beispiele, wie es auch mit UTS sein kann: Betroffene, die in einer Partnerschaft leben, verheiratet sind oder auch mit dem Partner Kinder adoptiert haben. Ich habe den Eindruck, dass gerade dieser Bereich heute für die jugendlichen Betroffenen doch selbstverständlicher dazugehört, als für mich oder andere heute über 25-Jährige. Hier machen sich sicher zum einen die Generationsunterschiede im Umgang mit dem Thema Sexualität, aber auch Veränderungen in der Beratung und im Bild, das andere von Betroffenen haben, an zumindest einigen Stellen bemerkbar. Dies gilt sicher auch ganz allgemein für den Umgang mit Sexualität und sexueller Orientierung.

Ich erhalte am Beratungstelefon hin und wieder auch Anfragen zum Thema Sexualität und Partnerschaft, immer wieder auch mit der Befürchtung, dass eine „normale" Sexualität nicht möglich ist. Hier empfehle ich, im Zweifelsfall durch eine gynäkologische Untersuchung abklären zu lassen, ob es im Einzelfall ein organisches Problem gibt. Ansonsten ermutige ich, über mögliche Unsicherheiten und Befürchtungen mit dem Partner zu sprechen. Denn meist tauchen hier die Fragen ja im Zusammenhang mit einer beginnenden (ersten) Partnerschaft auf. Auch alle Eltern kann ich nur ermutigen, mit einer betroffenen Tochter ebenso selbstverständlich über Sexualität zu sprechen und eine Entwicklung in dieser Richtung ebenso zu akzeptieren wie bei jedem anderen Kind auch. Ermutigend finde ich, dass ich doch immer häufiger Betroffene spreche, die eine Partnerschaft eingehen und darin auch sehr zufrieden sind – inklusive des Bereiches Sexualität. Bei den Jugendlichen fällt mir ein freierer Umgang mit dem eigene Körper auf: So ist es in den letzten Jahren schon fast ein fester Bestandteil des Programms auf dem „Bunten Abend" des Jahrestreffens, dass eine Gruppe Jugendlicher singt und tanzt. Die Freude am „Inszenieren" des eigenen Körpers und an Schminke und ausgefallener Kleidung sind unverkennbar.

Natürlich ist das Thema Kinderlosigkeit in diesem Zusammenhang eines der am Häufigsten diskutierten – auf Treffen, in Beratungsgesprächen. Hier geht es meiner Wahrnehmung nach vor allem darum, dieses Thema in einer Beziehung selbstsicher anzusprechen und einen persönlichen Weg zur Verarbeitung zu finden. Dies ist durchaus möglich, braucht oft nur ein wenig Ermutigung. Zum Thema betroffene Lesben möchte ich diesen selbst das Wort überlassen.

Innerhalb von Freundschaften war für mich immer das Wichtigste das Gefühl, als ich selbst angenommen zu sein, so wie ich eben bin. Und ein Gefühl der Verbundenheit. Gemeinsam lachen, über das sprechen, was einen so bewegt. Aber wenn ich über die Teenager-Zeit schreibe, gehört dazu ja vor allem auch, welche Besonderheiten und welche medizinische Behandlung hier für mich den Alltag geprägt haben. Darauf möchte ich als nächstes eingehen.

Zur heutigen Standardbehandlung gehören im Jugendalter die Östrogene, die eine Pubertätsentwicklung einleiten oder fördern. Hier gibt es große individuelle Unterschiede in der spontanen Entwicklung und hinsichtlich des Zeitpunktes, zu dem eine Östrogen-Therapie begonnen wird. Ich wurde selbst allerdings erst im Jugendalter mit Wachstumshormonen – damals in Form von Anabolika – behandelt, etwa zwischen dem 12. und 17. Lebensjahr. Dies geschah in Tablettenform im Rahmen einer Studie mit Kontrollen alle drei Monate. Das reine Längenwachstum stand hier also in einem Lebensalter im Vordergrund, in dem es in mir und für mich eigentlich um etwas ganz anderes ging, nämlich das „Frau-Sein" und den Kontakt zum anderen Geschlecht. Diese Entwicklung konnte ich aber nicht leben und auch nur wenig zeigen, da sie ja eher unerwünscht war und nicht ernst genommen wurde. Ich wollte mich als Frau wahrnehmen, konnte bzw. durfte es jedoch nicht. Die Behandlung nahm auf mein Empfinden und meinen inneren Entwicklungsstand keinerlei Rücksicht. Zudem wurde ich in die Behandlung selbst auch in keiner Weise eingebunden: Mir wurde nicht erklärt, was genau ich nehme und welche langfristigen Konsequenzen zu erwarten sind. Und ich wurde auch nicht gefragt, ob es mir nicht lieber wäre, wie die anderen Mädchen auch eine Regelblutung zu haben und mich mehr in Richtung Weiblichkeit zu entwickeln. Ich fühlte mich sehr hilflos und eher als Objekt, an dem irgend etwas gemacht wird. Andere entschieden, wie ich mich zu entwickeln hatte und was das Ziel war. Heute wird dies sicher an vielen Stellen und von vielen Eltern anders gehandhabt. Leider aber noch nicht in allen Fällen. Mir ist es wichtig, hier aufzuzeigen, wie lange zum Teil das Erleben der Behandlung nachwirkt und wie es von Betroffenen wahrgenommen wird, auch wenn diese zu diesem Zeitpunkt noch recht jung sind.

Zu meinen unangenehmsten Erinnerungen im Zusammenhang mit medizinischer Behandlung gehört die an das mitleidige Gesicht meines betreuenden Arztes bei jedem Kontrollbesuch im Verlauf der Behandlung mit Anavar (der Wirkstoff hier ist Oxandrolon, ein Anabolikum). Auch wenn es so nie ausgesprochen wurde, hatte ich doch immer das Gefühl, dass er in mir ein bedauernswertes Geschöpf ohne echte Lebenschance sieht. Das habe ich auch im Alter von 13 Jahren sehr deutlich gespürt.

Es hat dazu beigetragen, dass ich immer größere Angst davor hatte, „entdeckt" zu werden – davor, dass es andere erfahren. Und es hat mich in meinem Selbstwert tiefer verletzt, als ich zu der damaligen Zeit selbst geahnt habe. Wenn nicht einmal der Fachmann für mich Hoffnung hat, wer dann? Wenn ich bei meinem Arzt das Gefühl habe, dass er sich nur ungern mit mir befasst, wer sollte es dann? Wenn selbst der Arzt in mir nicht einen vollwertigen Menschen sieht, wie sollte ich dann je hoffen, dass andere es tun? Das Gefühl, eine Last zu sein, nicht normal zu sein, wuchs in dieser Zeit fast ins Unerträgliche. Ich war alt genug, um das Mitleid zu spüren, das mir zu sagen schien: „Die Arme – sie wird nie ein normales Leben haben, sie wird nie Freunde oder gar einen Partner haben!" Aber ich war nicht alt genug, um mich gut dagegen abgrenzen zu können.

Und so entwickelte sich die Erwartung, dass ich außer Ablehnung oder Mitleid nichts von anderen zu erwarten habe. Ich war ein Teenager, der Angst hatte, dass sich jemand, der neben mir sitzt, dabei ekeln könnte. Ich versuchte zu vergessen, dass ich einen Körper habe bzw. betrachtete meinen Körper nur als Last, als „Fehlkonstruktion" (wörtliches Zitat – eines der für mich Schlimmsten), für die ich mich schämen musste. Ich konnte mit niemandem über meine Gefühle sprechen, und niemand hat sich dafür interessiert, was ich empfinde. Ich sollte funktionieren, alles andere war, so erlebte ich es, gleichgültig. Ich war so darauf trainiert, niemandem etwas zu sagen, dass ich auch mit Freundinnen oder meinem Hausarzt zu dieser Zeit nie darüber gesprochen habe.

Da außer mir in meiner Familie alle relativ groß sind, entschieden meine Eltern, dass ich zur Wachstumssteigerung mit Anavar (Oxandrolon) behandelt werden sollte. Ich sollte möglichst nicht aus dem Rahmen fallen, nicht anders sein. Dies ist nach meiner Erfahrung auch heute noch oft ein Thema: Die Angst, dass man „etwas sieht" und der Versuch, unter extrem hohen Kosten möglichst nicht aufzufallen und sich möglichst gut anzupassen. Für viele Betroffene ist dies wohl auch eine Überlebensstrategie: Sich besonders gut anpassen, um über den verborgenen „Makel" hinwegzuhelfen, um die Angst vor Ablehnung und Abwertung zu reduzieren. Und um zu beweisen, dass ich genauso gut bin wie andere, genauso viel wert, genauso wichtig. Sich selbst zu beweisen, dass „frau" doch alles kann wie die anderen auch. So sehe ich es zumindest heute und ich habe es sicher selbst oft genau so gemacht und aus genau diesen Gründen.

Nein, ich wusste zu der Zeit fast nichts über das UTS, ich wusste nur, dass meine Familie sich für mich schämte und dass ich nicht so war, wie ich sein sollte. Und ich hatte wortwörtlich Todesangst davor, was passiert, wenn mein Vater die volle Wahrheit erfährt – oder sonst irgend jemand. Ich habe später erfahren, dass meine Mutter sowohl meinem Vater als auch meinem Bruder nicht die Wahrheit gesagt hat. Ich denke, mein Vater weiß bis heute nicht, was das Turner-Syndrom eigentlich ist. Wir haben bis heute nie miteinander gesprochen. Dasselbe gilt für meinen Bruder. Meine Mutter hat mir Verhaltensmaßregeln gegeben, die alle darauf hinausliefen, dass ich es verheimlichen musste. Hier soll deutlich werden, für wie wichtig ich die Kommunikation zwischen den Eltern, das miteinander Sprechen und gemeinsam Entscheiden, halte. Und wie rasch beim Kind das Gefühl entsteht, ungeliebt zu sein, nicht liebenswert, und dass es besser ist, sich zu verstecken. Sich in der eigenen Familie zu verstecken geht nur über innere Emigration. Ich habe mich in meine eigene Welt geflüchtet, viel gelesen, auch schon einiges an Gedichten und Kurzgeschichten geschrieben. Und immer gehofft, dass der Tag kommt, an dem ich frei bin. Ich habe also immer das Leben verschoben, anstatt im Hier und Jetzt zu leben. Und vieles eben nur über Freundinnen aus 2. Hand erfahren oder miterlebt. Ich denke, dass meine Eltern selbst leider überhaupt nicht beraten oder unterstützt wurden. Sie haben sicher geglaubt, das Richtige zu tun und konnten einfach nicht mit mir umgehen, mich nicht annehmen. Dazu hätten sie Hilfe gebraucht, die sie nicht bekamen. Auch ihr Verhalten war zumeist von Angst und Unsicherheit bestimmt. Ich schreibe so über meine Eltern, weil ich mir wünsche, dass es heute Eltern besser geht. Und weil ich bei allem, was ich auch an meinen Eltern schätze, und allen Leistungen, für die sie Achtung verdienen, unter ihrer Art, wie sie mit mir bzw. meiner genetischen Veränderung umgegangen sind, unsagbar gelitten habe.

Positiv und hilfreich war für mich in der Familie ganz sicher, dass meine schulische Laufbahn und mein Studium ermöglicht wurden. Ich bin immer wieder sehr dankbar, dass ich auf ein Gymnasium gehen und das Fach meiner Wahl studieren konnte – dank finanzieller Unterstützung meiner Eltern. In vielen Fällen wurden einfach auch altersgemäße Anforderungen an mich gestellt, was ich als förderlich und wichtig einschätze. Ich habe gelernt, Verantwortung zu übernehmen, auf die Bedürfnisse und Rechte anderer zu achten und mich in andere hineinzuversetzen. Und ich habe gelernt, die Außenwirkung meines Handelns zu bedenken, bevor ich etwas tue. Alles in meinen Augen wichtige Werte und Erfahrungen, über die ich froh bin. Hier wird deutlich, dass natürlich immer zwei Seiten der Medaille existieren. Ich versuche so gut es geht, beide zu sehen und zu zeigen. Das heißt aber auch, dass ich nicht ignorieren kann und will, was mir gefehlt hat oder worunter ich gelitten habe.

Ich hätte so sehr jemanden gebraucht, der mir Mut macht und mir das Gefühl gibt, ein wertvoller Mensch zu sein. Ich hätte jemanden gebraucht, mit dem ich über Ängste und Schwierigkeiten hätte sprechen können. Das konnten sie beides nicht, und ich blieb allein mit allem.

Als Teenager war ich in meinem Selbstwert so erschüttert, dass ich mich in Freundschaften enorm angepasst hatte – immer mit dem Gefühl, wenn ich mich nicht enorm anstrenge oder eigene Wünsche einbringe, bin ich allein. Ich hatte immer das Gefühl, mir mein Lebensrecht verdienen zu müssen, nur mit einer bestimmten Leistung anerkannt zu werden. Und natürlich musste ich mit meinem Handicap immer besonders viel leisten, besonders lieb sein, besonders freundlich und hatte nie das gleiche Lebensrecht, nie die gleichen Rechte oder den gleichen Wert wie andere. Ich fühlte mich als Schande der Familie, für alle peinlich. Als der genetische Abfall, den man mit großzog und der dafür natürlich besonders dankbar zu sein hatte. So habe ich mich gefühlt, so haben Verhalten und Äußerungen meiner Eltern auf mich gewirkt. Ich hatte jahrelang Alpträume von einer Gerichtsverhandlung, bei der über mein Lebensrecht entschieden wird. Ich sehe heute, wie sehr das Verhalten meiner Eltern von Angst geprägt war. Sie hatten einfach nicht gelernt, anders mit mir oder dem Thema umzugehen.

Die besondere Sorge und Überbehütung hatte bei mir allerdings eher die Wirkung, dass ich immer unsicherer wurde und das Gefühl hatte, dass mir niemand etwas zutraut. Es verstärkte das Gefühl, nicht selber gestalten zu können, sondern auf das angewiesen zu sein, was meine Eltern mir zukommen ließen. Es lähmte mich und machte mich später einfach wütend. Immer wieder das Signal, dass ich nicht eigenständig sein kann und darf: Eine immer neue Demütigung. Ich hatte immer das Gefühl, dass meine Eltern und mein Bruder sich vor mir ekeln, und habe darunter unsäglich gelitten. Ich habe mich in meine Träume geflüchtet, und ins Schreiben.

Und mein behandelnder Arzt, zu dem ich wegen der Wachstumsbehandlung alle drei Monate zur Kontrolle musste, hat auch nie mit mir gesprochen. Und da meine Mutter ja meistens dabei war, habe ich nicht gewagt, Fragen zu stellen und wirklich mit dem Arzt zu sprechen. Dabei hätte ich es sehr gebraucht, dass mir jemand überhaupt erst einmal erklärt, was eigentlich mit mir ist. Und ich hätte es gebraucht, dass mich jemand als Mensch wahrnimmt und nach mir fragt, sich dafür interessiert, wer ich bin, und mir Mut macht, mein Leben selbst zu gestalten. Da so jedwede für mich auch erfüllende Beziehung zu anderen fast unmöglich schien und ich nicht nach außen sein durfte, was ich doch innerlich war, rutschte ich in tiefe Depressionen, kannte Selbsthass und Selbstverachtung. Jeder Versuch, mein Leben für mich angenehmer zu gestalten, schien aussichtslos. Es war ein Gefühl, als ob eine Schlinge um meinen Hals immer enger gezogen würde.

Ich habe den Eindruck, dass Betroffene allgemein oft sehr gut lernen, wahrzunehmen, was bei ihnen nicht stimmt, wo sie anders sind oder gar „fehlerhaft". Aber zu sehen, wo die eigenen Möglichkeiten liegen und eigene Wünsche wahrzunehmen, fällt oft sehr viel schwerer. Das habe ich so erlebt und erlebe ich in geringerem Umfang auch heute in manchen Situationen so.

In diesem Zusammenhang möchte ich auch noch kurz das Thema „UTS und Kreativität" ansprechen. Immer noch und immer wieder wird UTS in Verbindung mit einer generellen Verminderung der Intelligenz gebracht. Das dies so nicht korrekt ist, wurde bereits zu Beginn klargestellt. Auch, das es im Einzelfall zu Problemen in bestimmten Bereichen und bei bestimmten Fähigkeiten kommen kann. In diesem Zusammenhang wird und wurde oft betont, dass Betroffene wenig kreativ und eher grobmotorisch veranlagt sind. So allgemein halte ich dies nicht für zutreffend. Ich habe zum einen inzwischen so viele Gegenbeispiele gesehen – in Form von Bildern, Dekorationen, Texten, Handarbeiten. Zum anderen ist meiner Einschätzung nach vieles auch im Bereich Kreativität ebenso eine Frage der Übung und durchaus lernbar und verbesserbar, wenn man dies möchte. Schließlich halte ich Unterschiede zwischen Menschen hinsichtlich bestimmter Fähigkeiten und Begabungen für völlig normal, sie stellen keinen Grund zur Abwertung dar. Ich muss ganz sicher nicht Monet oder Shakespeare sein, um ein erfülltes Leben zu führen.

Hier macht sich aber auch wieder die Festlegung auf bestimmte Rollen und Eigenschaften sowie das Phänomen der „Sich-selbst-erfüllenden-Prophezeiung" bemerkbar: Wenn ich davon überzeugt bin, dass ich ungeschickt bin und kein Talent für etwas habe, werde ich es entweder gar nicht weiter versuchen und so auch keine Übung und Sicherheit gewinnen können. Oder ich stehe bei möglichen Versuchen so unter Druck, dass ich schon aufgrund der Anspannung scheitern muss. Wenn ich von der Unfähigkeit eines anderen überzeugt bin, werde ich beim anderen auch immer Misserfolg und Unfähigkeit sehen – unabhängig von den realen Gegebenheiten. Hier kann ich nur zu Offenheit ermutigen und zu einer sehr individuellen Betrachtungsweise auch von Betroffenen. Und dazu, sich selbst auszuprobieren und so herauszufinden, wo noch Talente schlummern oder welcher Bereich eben nicht gerade meine Stärke ist. Dort kann ich ja dann auch gezielt üben, wenn ich dies möchte oder diesen Bereich zum Erreichen eines größeren Zieles brauche.

## Die Wahrnehmung von Entwicklung

Immer wieder fällt mir auf, dass nicht nur ich, sondern auch andere Betroffene immer wieder das Gefühl haben, auf eine bestimmte Rolle festgelegt und in eine Schublade gesteckt zu werden. Meistens ist es die Rolle einer hilfebedürftigen Patientin mit „Mängeln" oder „Problemen". Durchaus real stattfindende Veränderungen, Entwicklungen und Fortschritte der Betroffenen in verschiedenen Persönlichkeitsbereichen (etwa Verantwortungsgefühl, Beziehungsfähigkeit etc.) oder Fähigkeiten (sprachliche Kompetenz, berufliche Fortschritte) werden nicht in dem Maße wahrgenommen wie bei anderen. Leider nimmt die Umwelt meiner Erfahrung nach oft auch weniger an vorhandenen Facetten der Persönlichkeit und Begabungen wahr. Ich finde es wichtig, auch bei bestehenden medizinischen Problemen oder Einschränkungen die Betroffenen als ganze Menschen zu betrachten – und auch ihr Potential, ihre individuellen Entwicklungsmöglichkeiten zu sehen und zu fördern. Selbst wenn bestimmte Höchstleistungen nicht möglich sind, so gibt es meiner Überzeugung nach für jede Betroffene doch Entwicklungsmöglichkeiten und viele Facetten ihrer Persönlichkeit. Eng damit verbunden ist für mich das

Recht und die Ermutigung auch für alle Menschen mit Behinderungen, sich selbst zu definieren und selber zu entscheiden, welche Ziele und Schwerpunkte sie in ihrem Leben setzen möchten. Und eben auch, sich hier nicht allein davon bestimmen zu lassen, was „man" als Mensch mit Behinderung nach der aktuell vorherrschenden Meinung zu tun hat. Hierunter fällt für mich etwa die Freiheit in der Berufswahl, dem persönlichen Lebensstil, Hobbys oder der persönlichen Meinungsäußerung. Ich betone dies natürlich zum einen vor dem Hintergrund der eigenen Erfahrung, in der für Entfaltung und Individualität kein Raum gelassen wurde. Aber auch aus der Beobachtung heraus, dass ich hiermit nicht allein bin und sich recht oft bei der Diagnosestellung Annahmen und Rückschlüsse in den Köpfen sowohl von der Familie als auch von Ärzten festsetzen, die mit der Lebensrealität der einzelnen Betroffenen nicht automatisch identisch sind. So rasch wird da ein Individuum auf wenige Merkmale – und leider oft auf die, welche in den Augen der anderen als negativ zu bewerten sind – festgelegt. Ich wünsche jedenfalls jeder Betroffenen den Mut und die innere Freiheit, die zu werden, die sie sein will und kann, und sich selbst so zu mögen, wie sie ist. Und das zu tun, was ihr entspricht – und nicht nur das, was andere von ihr erwarten. Hoffentlich findet jede dabei auch Menschen, die sie ebenso annehmen können und begleiten.

## Zum Anderssein befreit oder verdammt?

Eine besondere Herausforderung war und ist bis heute für mich (und sicher auch die meisten anderen), dass es kaum möglich ist, das eigene Anderssein auf Dauer völlig zu verstecken. Ich war also immer gezwungen, mit meinem Anderssein irgendwie umzugehen. Natürlich ist es unterschiedlich, wie „sichtbar" das Turner-Syndrom im Einzelfall ist, oft ist es ja lediglich eine geringere Körpergröße. Dennoch sind die meisten nicht völlig „unsichtbar".

Hier liegt aber in meinen Augen auch die besondere Chance für eine bewusste Selbstwahrnehmung und die eigene Persönlichkeitsentwicklung. Ich bin mit mir selbst auf besondere Weise konfrontiert und kann gar nicht anders, als wirklich Individuum zu sein. Ich kann vor bestimmten Aspekten meiner Person, die sichtbar sind (Körpergröße und Körperbau) oder gemacht wurden (genetische Veränderung) als Betroffene sehr viel schlechter „davonlaufen", sie kaum ignorieren. Der heute von vielen gewählte „Fluchtweg", einfach in der Masse der anderen unterzutauchen, ist mir versperrt. Ich bin sichtbar und muss damit umgehen. Zumindest ist das mein persönliches Erleben. Im Anderssein kann hier unter Umständen auch eine Chance liegen, vieles mit mehr Distanz und quasi aus der Vogelperspektive zu betrachten: Auf diese Weise kann ich, so empfinde ich es heute oft, manches besser wahrnehmen, als wenn ich ganz Teil des aktuellen Geschehens und emotional stark beteiligt bin. Vieles lässt sich aus dieser Perspektive klarer wahrnehmen – etwa auch die Art und Weise, wie heute in dieser Gesellschaft mit Menschen umgegangen wird, die in irgend einer Art und Weise „anders" sind. Hier gilt wie so oft, dass in einer vermeintlichen Schwäche auch immer eine Stärke steckt und jede Stärke unter bestimmten Bedingungen zu einer besonderen Schwäche werden kann. Mir bleibt der Versuch, meine Möglichkeiten und Fähigkeiten für mich und andere nutzbar zu machen – eben auch das geschilderte Gefühl, nie ganz dazuzugehören und immer anders zu sein.

Aber zurück zu meinem Alltag als Jugendliche mit UTS. Im Alltag habe ich nach außen hin das Gymnasium besucht, dort insgesamt recht gute Noten gehabt. Ich hatte im Bereich Mathematik sicher mehr Schwierigkeiten als in anderen Fächern, da mein räumliches Denken nicht so gut ist. Meine Stärken waren eher die Sprachen. Ich habe normal am Sportunterricht teilgenommen, gehörte dort allerdings zu den Schlechteren. Ich hatte vor allem immer weniger Kraft in den Beinen – trotz Skiverein, Schwimmtraining und Radfahren. Alle Sprungdisziplinen waren für mich der blanke Horror. Werfen oder Gymnastik habe ich verhältnismäßig gut absolviert. Leider war allerdings meine geringe Sehkraft immer wieder hinderlich – sowohl bei körperlicher Koordination als auch bei konzentriertem

Lesen. Hier brachte erst eine optimale Anpassung der Sehhilfe Besserung. Das Abitur habe ich ohne weitere Besonderheiten in den meisten Fächern ganz gut bestanden.

Während der Behandlung mit Wachstumshormonen war mein Gewicht immer ein sehr schwieriges Thema. Kaum eine Mahlzeit verging, ohne dass ich diesbezüglich ermahnt wurde. Leider war der Erfolg der Bemühungen immer bescheiden – ich hatte nun einmal keine Model-Maße. Als sehr belastend habe ich auch das ständige Messen erlebt. Meine Prognose war 1,46 m. Ich bin heute 1,62 m. Verglichen mit meinem 1,98 m großen Bruder war ich natürlich immer winzig. Größe bleibt natürlich immer relativ: In einem professionellen Basketball-Team würde auch mein Bruder kaum auffallen. Ich möchte noch davor warnen, von einer Wachstumshormon-Behandlung Wunder zu erwarten: Selbstbewusstsein misst sich nach meiner Überzeugung nicht in cm, auch nicht die späteren Chancen im Beruf. Hier macht das persönliche Auftreten den größeren Unterschied. Ein gesundes Selbstwertgefühl bedeutet, dass ich mich selbst wertschätzen kann – so wie ich bin. Es ist nicht abhängig von bestimmten Leistungen oder Eigenschaften – oder Besitz.

Leider wurde in meinem Fall so deutlich mehr Wert auf das Längenwachstum gelegt, dass ich erst im Alter von 18 Jahren mit Östrogenen behandelt wurde. Ich möchte hier nicht missverstanden werden: Die Möglichkeit einer Therapie mit Wachstumshormonen sehe ich durchaus positiv, zumal die heutigen Möglichkeiten ja hier ganz andere sind als „zu meiner Zeit". Aber ich möchte dafür plädieren, „alles zu seiner Zeit" zu tun und unter den richtigen Voraussetzungen. Und möglichst nicht auf Kosten einer altersgemäßen Entwicklung in anderen Bereichen.

Für mich persönlich war und ist auch die Veränderung der Stimme, die als Nebenwirkung von Oxandrolon auftreten kann, eine zusätzliche Belastung. Damals wurde der Stimme überhaupt keine Beachtung geschenkt und die Stimmlage nie kontrolliert. Ich habe meine Stimme immer als unangenehm empfunden und mich dafür geschämt. Sie ist einfach für eine Frau recht tief, und ab und zu empfinde ich es so, dass sie in gar nicht beabsichtigte Tonlagen abrutscht. Das Singen habe ich noch in der Schulzeit aufgegeben. Vielleicht sollte ich einfach noch erläutern, welche Bedeutung die Stimme für mich hatte und sicher auch für einige andere hat: Sie kann auch Teil der weiblichen Identität sein, Weiblichkeit ausdrücken. Keine ausreichende Stimme zu haben heißt, im wahrsten Sinne des Wortes un-erhört bleiben, nicht gehört werden oder nichts zu sagen haben.

Das Thema „weibliche Identität" ist ein guter Anknüpfungspunkt: Nach meinem Aufenthalt in Amerika kam also nun der erste Besuch beim Frauenarzt. Was es mich gekostet hat, dem Arzt überhaupt mein Problem zu schildern und ihm dann auch Unterlagen zu geben, ist kaum mit Worten zu beschreiben. Ich hatte enorme Angst, Vorwürfe zu bekommen und wieder mal alles falsch zu machen. Und ich hatte Angst, was auf mich zukommen würde – an Diagnostik und Behandlung. Ich konnte beim ersten Besuch nicht die volle Wahrheit sagen und schilderte nur das Ausbleiben der Regel, also die Entwicklungsverzögerung. Und etwas von Hormonschwankungen. Der Gynäkologe erfuhr die Diagnose richtig erst aus den Unterlagen von der Klinik, die mich mit Wachstumshormonen behandelt hat. Er war deswegen schon etwas verärgert – verständlicherweise. Nachdem wir uns etwas kennen gelernt hatten, gab er sich jedoch wirklich Mühe und es entstand ein Vertrauensverhältnis. Hier erhielt ich auch zum ersten Mal zumindest minimale Informationen über das Turner-Syndrom und lernte, zum ersten Mal die Sache beim Namen zu nennen. Was mir auch sehr gut tat, war die Erfahrung, hier auch als Mensch wahrgenommen zu werden. Ich kam auch während des Studiums weiter zu ihm und wurde eben nicht als erstes nach der Regel oder sonstigen Problemen gefragt, sondern danach, wie die letzte Prüfung gelaufen ist oder ob ich eine neue Bleibe gefunden habe. Von diesem Gynäkologen erfuhr ich dann auch später von der bundesweiten Selbsthilfeorganisation.

Aber zunächst kam der Einstieg in die Östrogen-Behandlung. Es ist schwer zu beschreiben, wie enorm die körperliche Umstellung ist, die dann eintritt. Ich hatte ja vorher keine Regelblutung, aber zumindest einen ausreichenden Busen. Der psychologische Faktor ist hier gar nicht hoch genug anzusetzen: Ich fühlte mich mit der Hormonbehandlung emotional deutlich stabiler, ausgeglichener und auch viel eher als Frau. Körperlich ist die Substitution natürlich neben den gynäkologischen Aspekten vor allem für eine Osteoporose-Prophylaxe wichtig. Aber einfach die Tatsache, wie jede andere Frau auch eine Regelblutung zu haben, bedeutete sehr viel für mich. Schwierig war, dass meine Mutter eigentlich eher dagegen war, dass ich überhaupt Östrogene nahm: „Wenn du sowieso keine Kinder bekommen kannst, wozu dann das Ganze?" Manche Fragen haben mich natürlich schon eher und intensiver beschäftigt als andere: Was macht es nun eigentlich aus, eine Frau zu sein? Ist es nur die biologische Möglichkeit, ein Kind zur Welt zu bringen? Ist es eine bestimmte Figur? Ich denke nicht. „Frau sein" hat für mich mehr mit einer Art zu fühlen und zu denken zu tun als mit Schwangerschaft. Weibliche Eigenschaften wie Einfühlungsvermögen, für andere sorgen wollen, vermitteln bei Konflikten, schöpferisches Tätigsein, Fördern von Wachstum und ähnliches kann ich auch verkörpern, wenn ich nicht biologisch eine Mutter bin. Ich kann ein fruchtbares Leben führen, indem ich etwas schaffe, mich für etwas einsetze, das über mich als Person und über das reine „Überleben" hinausgeht. Aber natürlich bleibt die Tatsache der biologischen Unfruchtbarkeit bestehen, und jede Betroffene muss sich damit auf die eine oder andere Art und Weise auseinander setzen. Ich erinnere mich heute an ein Gespräch mit meiner engsten Freundin, der ich mit etwa 13 Jahren anvertraute, dass ich wohl keine Kinder bekommen könnte. Sie meinte daraufhin nur, dass es doch die Adoption gäbe und so viele Kinder Hilfe bräuchten. Ohne den Hintergrund zu kennen, dachte sie hier einfach praktisch und nahm es recht selbstverständlich hin. „Was weiß ich denn, ob ich dann mit 25 Kinder bekommen kann? Das sehe ich doch auch erst dann" war ihr nächster Kommentar. Natürlich war das für mich erst der Anfang der Auseinandersetzung mit diesem Thema. Und meine Erfahrung ist, dass es immer wieder Phasen gibt, in denen die Trauer da ist und in denen man sich einfach doch nicht ganz als vollwertige Frau fühlt. Aber ich persönlich fand es immer wichtig, daran zu arbeiten, dass Frauen mit Turner-Syndrom auch als Frauen wahrgenommen werden. Wenn ich ganz tief in mich hineingehe, fühle ich mich als Frau und empfinde ich als Frau. Und das höre ich auch von anderen Betroffenen. Nur wird mir ein solches Gefühl fast täglich durch die Medien und im Kontakt mit anderen streitig gemacht, weil ich nicht in das gängige Mode-Ideal passe. Es kostet viel Kraft und bewusste Verarbeitung, hier nicht sofort den Kopf einzuziehen angesichts der hohen Widerstände. Die folgenden Beispiele verdeutlichen dies nochmals: Ich musste mir von einer Ärztin berichten lassen, dass ihr in der Ausbildung noch gesagt wurde „man könne bei Turner-Syndrom eigentlich nicht von Frauen sprechen, sondern nur von Individuen". Wie solche Bemerkungen das Bild von Betroffenen selbst bei Fachleuten verzerren, kann sich wohl jede und jeder gut vorstellen. Die Herablassung und Entwertung auch meiner Person, die dabei mitschwingen, verletzt mich zutiefst und ist leider keine Ausnahme. Je älter ich wurde, desto größer wurde meine Unsicherheit im Kontakt mit Gleichaltrigen. Und mein Gefühl, nicht das gleiche Lebensrecht zu haben wie alle anderen. Ich erlebte immer bewusster die Angst vor Ablehnung, falls andere von meinem Anderssein erführen. Und ich litt immer mehr darunter, den Ansprüchen von außen nicht gerecht werden zu können – zumindest was Aussehen und sportliche Leistung betraf. Der Mangel an Kommunikation machte sich immer mehr bemerkbar. Ich habe mir so sehr gewünscht, dass jemand wirklich mich sieht, mich als Person – mit meinen Wünschen und Gedanken. Und nicht nur das UTS bzw. die bestehenden Besonderheiten. Ich konnte mit meinen Zukunftsängsten, meinen Fragen oder auch meinen Wünschen nirgendwo wirklich Gehör finden. Ich hatte angefangen, vor anderen Menschen auch ohne konkreten Anlass Angst zu haben. Als Jugendliche begann ich, mich immer mehr zu verstecken und zurückzuziehen. Ich versuchte, so wenig wie möglich von mir zu zeigen, in der Hoffnung, dann auch weniger verletzt zu werden. Aber das Ergebnis war natürlich, dass so kein wirklicher Kontakt zu anderen entstehen konnte und ein Gegenüber mich im wahrsten Sinne des Wortes nicht greifen, nicht einschätzen konnte. Und das machte dann einen Kontakt wenig attraktiv. Ich wurde immer einsamer und in Bezug auf die Freundinnen, die ich schon länger hatte, immer ängstlicher. Ich hatte immer mehr Angst, etwas falsch zu machen und nicht gut genug zu sein. Schließlich begann diese Angst mich zu lähmen und ich wurde immer weniger fähig zur Eigeninitiative. Ich erstarrte innerlich und entfernte mich immer mehr von mir selber. Die Schuldgefühle, ja eine solche „Fehlkonstruktion" (ich wurde wörtlich so bezeichnet) zu sein, erdrückte mich. Ich wagte nicht mehr, irgend etwas wirklich zu wollen oder eigene Gedanken zu äußern. Ich hatte viel zu viel Angst, dass ja doch niemand ernst nehmen würde, was ich sagte. Ich hatte zu oft erlebt, das es einfach niemanden interessierte. Das Gefühl, dass einfach alles an mir falsch war, konnte sich ungehindert ausbreiten, da ich ja mit niemandem zu sprechen wagte und niemand mir Mut machte, meinen Weg zu gehen. Niemand unterstützte mich darin, ich selbst zu sein und meinen Interessen nachzugehen. So war ich mit all den dunklen Gedanken allein. Und fühlte mich unsagbar einsam. Und ich traute mich immer weniger, überhaupt noch irgend eine Aktivität zu entwickeln, da ich ja doch alles falsch machen würde und nichts als Ablehnung zu erwarten hatte. Ich wurde eine Gefangene meiner Unsicherheit und Selbstabwertung.

Und ich begann auch, die Diskussion mitzubekommen, wann Frauen ein Kind abtreiben würden. Ich hatte schon als Teenager für mich keinen Zweifel daran, dass meine Mutter sich gegen mich entschieden hätte, wenn sie schon zu Beginn der Schwangerschaft gewusst hätte, dass mit mir etwas nicht stimmt. Natürlich lernte ich in der Schule auch, was Euthanasie bedeutet und wie Behinderte im Nationalsozialismus behandelt wurden. Und ich war mir klar darüber, dass ich in einem Zug nach Maidtanneck gesessen hätte.

Also, immer neue Zweifel an meinem Recht, überhaupt zu leben. Und immer neue Angst, was andere mit mir tun. Das Gefühl, meine Existenz nur der Gnade anderer zu verdanken und auf Mitleid anderer angewiesen zu sein, blühte und zerfraß meine Seele. Ich wagte nicht wirklich, eine eigene Meinung zu haben, wagte nicht, sichtbar zu werden und hatte eigentlich immer das Gefühl, jederzeit entdeckt zu werden und verurteilt werden zu können. Aber auch in dieser sicher immer schwierigen Umbruchphase Jugendalter war das Alltagsleben für mich nicht anders als für meine Klassenkameraden. Ich entwickelte einen Musikgeschmack und viele Einstellungen nahmen langsam Gestalt an, wie bei anderen auch. Ich bin heute sicher, dass hier Unterstützung im konstruktiven Umgang mit realen Problemen und eine Ermutigung zu dem, was alles an normalem Leben und normaler Entwicklung möglich ist, sehr viel zu meiner Lebensqualität beigetragen hätte.

Dass ich so gelitten habe, war nicht zwangsläufig eine Konsequenz der genetischen Veränderung, sondern resultierte daraus, dass weder ich noch meine Eltern einen Ansprechpartner hatten. Und aus der Art des Umgangs mit meiner Besonderheit. Ja, hier beneide ich schon ab und zu die heute aufwachsenden jugendlichen Betroffenen in der Selbsthilfe-Vereinigung, dass sie schon früh den Kontakt zur Selbsthilfegruppe haben können und dort mit Fragen, Wünschen und Ängsten einen Raum finden. Und erleben, dass sie eine von vielen sind, die gemeinsam auch viel Spaß und ähnliche Interessen erleben. Und hoffentlich eben auch leichter als wir älteren Betroffenen wie alle anderen Jugendlichen ihre Identität finden und ihren Weg dann viel selbstbewusster und freier gehen können.

## Körperwahrnehmung und Psyche

Ein ganz wichtiges Thema für die Adoleszenz ist das eigene Körpergefühl. Alle Pubertierenden müssen mit körperlichen und emotionalen Veränderungen umgehen. Aber für Jugendliche mit einer Behinderung stellen sich hier ja ganz eigene Probleme.

Ich halte es für durchaus möglich und erstrebenswert, auch als Frau mit Turner-Syndrom zu erfahren, dass ich mich in meinem Körper wohl und zu Hause fühlen kann. Mit dem eigenen Körper zu leben und ihn auch anzunehmen ist ein wichtiger und notwendiger Prozess der individuellen Krankheitsverarbeitung. Und ein entscheidender Faktor für die Lebensqualität von Betroffenen. Ich fürchte, dass hier noch viele Tabus zu überwinden sind.

Ein selbstbewusstes Auftreten setzt voraus, dass ich mich selbst wahrnehme und annehme, dass ich einen guten Kontakt zu mir selbst und zu allen Bereichen meines Körpers habe. Ich möchte ermutigen, dies zu fördern und positiv zu bewerten – ganz alltäglich und bei Bedarf mit professioneller Hilfe. Warum nicht auch mit weniger perfektem Körper Freude an schöner Kleidung haben, oder an Bewegung? Warum sich nicht genauso an Gesprächen beteiligen, seine Meinung äußern oder Kontakt zu Gleichgesinnten suchen? Persönlich kenne ich eher den jahrelangen verzweifelten Versuch, meinen Körper zu ignorieren und zu verstecken. Jede Aufmerksamkeit auf meinen Körper war mit einem Gefühl der Scham verbunden – und Angst vor Kritik und Verachtung. Dies ist für mich der denkbar ungünstigste Weg. Ich finde es erschreckend, was sich ganz gesunde und durchaus hübsche Frauen so alles antun, nur um irgendeinem Ideal zu entsprechen. Wie sehr heute noch immer gerade für Frauen das Aussehen und der Schein wichtiger ist als die Persönlichkeit und das Sein, zeigen die enormen Zahlen von medizinisch unnötigen „Schönheitsoperationen". Vergessen oder ignoriert wird hier oft, dass es auch hier ein Risiko wie bei jedem operativen Eingriff gibt und keine Garantie für den Erfolg in optischer Hinsicht besteht. Vor allem aber wird keine Operation so etwas wie Lebenszufriedenheit oder Annahme von sich selbst und anderen vermitteln. Und das vollkommenste Aussehen der Welt kann nicht ändern, dass ich mich auch mit Schwierigkeiten auseinandersetzen und Verantwortung übernehmen muss. Es ersetzt auch nicht eine bewusste Gestaltung von Beziehungen und schützt nicht vor kleinen und großen Enttäuschungen in diesem Bereich oder im Leben allgemein.

# Als junge Erwachsene

## Alltag, Gesundheit und Selbständigkeit

> *Schon die letzten 14 Tage hatte ich mittags immer ungeduldig auf den Post-*
> *boten gewartet. Auch heute lief ich sofort hin – und heute war ein Brief dabei!*
> *Endlich eine Antwort von der Zentralen Vergabestelle für Studienplätze.*
> *Ich hätte am liebsten den Brief sofort aufgerissen, aber dann lief ich doch erst*
> *hoch in mein Zimmer und versuchte, mich kurz zu sammeln. Ein Stoßgebet,*
> *dann öffnete ich den Umschlag. Ja, ich hatte einen Studienplatz für*
> *Psychologie – weit weg von zu Hause, aber an einer anerkannten Fakultät*
> *und ohne Wartezeit! Ich suchte nach einem Ausdruck meiner Freude*
> *und legte schließlich „Yentl" auf, da diese Geschichte einer Frau, die davon*
> *träumt, studieren zu dürfen, zu meiner Lage so gut passte.*

Mit Beginn des Studiums kam bei mir natürlich wie bei so vielen anderen der Schritt in die Selbständigkeit. Ich erlebte ungeahnte Freiheiten, da so viele Begrenzungen von außen nun wegfielen. Aber ich war auch mit all meinen Verletzungen vor die Aufgabe gestellt, mein Studium und meinen Alltag selbständig zu gestalten. Hier wurde mir dann vor allem bewusst, wie gewohnt ich es war, mich den Erwartungen anderer anzupassen, und wie wenig ich es kannte, selber zu entscheiden und eine Wahl zu haben. Ich fühlte mich sehr unsicher in meinen Entscheidungen und merkte, dass ich bisher so selbstverständlich in allen Entscheidungen das letzte Wort anderen überlassen hatte. Und dass ich mir selbst kaum zutraute, eine für mich richtige Entscheidung zu treffen. Ich war nicht gewohnt, auf meine Wünsche und Bedürfnisse zu achten und konnte diese kaum selbstsicher vorbringen, wenn ich sie wahrnahm.

Vieles davon ging ja vor allem den Kommilitoninnen und Kommilitonen, die direkt nach dem Abitur auf die Universität kamen, kaum anders. Was das reine Studium betrifft, hatte ich die selben Fragen und Schwierigkeiten und freute mich über die selben Dinge wie alle anderen auch: Welche Seminare sind wichtig, welche nicht, was muss ich für die Prüfung X lernen, wann mache ich denn die

Prüfung Y? Und natürlich: Wer geht am Freitag abend mit zum Konzert – wann fährst du Ostern nach Hause? Studentenalltag eben. Im Rückblick bin ich froh, doch vieles an studentischen Freiheiten genutzt und neben der reinen Anhäufung von Fachwissen auch den Raum für so etwas wie „Persönlichkeitsentwicklung" genutzt zu haben. Ohne die innere Freiheit zum Denken und Fühlen kann man die Freiheit von äußeren Zwängen kaum nutzen, denke ich. Und ich habe diese geistige Freiheit wirklich genossen. Ich habe mir wie andere in den Semesterferien Geld verdient und nach einer durchschnittlichen Studiendauer auch einen guten Abschluss geschafft.

Ich finde es wichtig, auf das Thema Selbständigkeit einzugehen, da zumindest nach meiner Wahrnehmung sehr selten betroffene Frauen selbst zu Wort kommen. Wir Frauen mit Turner-Syndrom sind in der besonderen Situation, dass wir ja nicht schwer geistig behindert oder durchweg schwer krank sind. Wir erleben die ganze Diskussion über Bioethik-Konvention, Gentherapie, Pränataldiagnostik und ähnliches bewusst mit. Auch die Vorurteile in der Gesellschaft. Ich halte es für wichtig, auch hier nochmals zu betonen, dass Frauen mit einem Turner-Syndrom durchaus in den meisten Bereichen dasselbe Denken und Erleben wie andere erwachsene Frauen zeigen und grundsätzlich zu einem eigenständigen Leben fähig sind.

Vor allem bei einer Erwachsenengröße unter 1,50 m gibt es im Alltag selbstverständlich auch ganz praktische Schwierigkeiten: Haltestangen in Bussen und Bahnen sind so hoch, dass sie nicht mehr erreicht werden, das Sitzen auf normal hohen Stühlen ist nur mit einer Fußbank bequem. Korrekt sitzende Erwachsenenkleidung (und Schuhe in Größen unter 37) gibt es nur in meist recht teuren Spezialgeschäften oder alles muss geändert werden. Immer wieder sind Schränke und Tische zu hoch ... Allerdings sind diese Probleme bei Frauen mit Turner-Syndrom meist eher milde ausgeprägt. Und oft sind sie durch relativ geringen Aufwand wie kleine Trittleitern oder eine Fußbank zu beheben. Natürlich kann es durch die geringere Größe in manchen beruflichen Umfeldern besonders schwierig sein.

Hier wieder die Ermutigung: Probleme direkt ansprechen und ganz sachlich nach einer Lösung suchen.

Als ich von der Deutschen Ullrich-Turner-Syndrom-Vereinigung erfuhr und dort mit Anfang zwanzig erste Kontakte knüpfen konnte, begann für mich im Grunde ein ganz neues Leben. Zum ersten Mal erlebte ich wie es ist, sich nicht verstecken zu müssen. Und ich konnte nach und nach den Mut entwickeln, mich selbst nicht nur als Problem und als eine Art Monster, sondern als Frau mit verschiedenen Eigenschaften und mit einer Persönlichkeit, mit Wünschen, Bedürfnissen und Fähigkeiten zu sehen. Ich empfand das als sehr befreiend, aber auch als sehr mühsame Reise zu mir selbst, die auch über manche Steinwüste und Berge und vorbei an so manchem Drachen führte. Ich musste mich vielen Ängsten stellen und erst einmal den Mut zu ersten Schritten finden. Nein, ich mochte sicher das Spiegelbild nicht immer, mit dem ich auf dem Weg konfrontiert war. Ich mochte nicht, dass ich so unfrei war. Ich mochte nicht, dass ich mich nicht wehren konnte. Und ich hasste es geradezu, mich als „grau", als farblos zu fühlen.

Heute bleibt, dass sich der Weg gelohnt hat und dass ich es nie bereut habe, mich aufgemacht zu haben. Es bleibt auch, dass der Kontakt zu anderen Betroffenen vieles erst möglich gemacht hat und viele erste Schritte im Rahmen der Selbsthilfe doch einfacher sind. Im nächsten Schritt dies auch außerhalb dieses Rahmens umzusetzen, sollte aber auch nicht vergessen werden.

Natürlich wurde ich über die Mitgliedschaft und Mitarbeit in der Vereinigung auch ganz neu mit schwierigen gesellschaftspolitischen Fragen konfrontiert und begann, mir zu Themen wie Gentechnik, Pränataldiagnostik, Umgang mit Behinderten und so weiter wirklich Gedanken zu machen und mich nicht einfach mit dem, was ich erlebte, abzufinden. Ebenso begegneten mir einige schwere Schicksale bei Eltern und betroffenen Frauen. Ich begann, viele Zusammenhänge neu zu sehen und vor allem vieles nicht mehr so ganz individuell auf mich und meine Unzulänglichkeit zu beziehen, sondern ich hatte Schicksalsgenossinnen und sah den größeren Zusammenhang.

Hier seien nur einige Themen genannt, die meiner Ansicht nach durchaus auch heute noch aktuell sind und viel mit Haltungen in der modernen Gesellschaft zu tun haben bzw. diese widerspiegeln. Dies sind sicher auch die Ansatzpunkte für weitere Arbeit und Aufklärung:

- Immer noch werden Betroffene aufgrund ihrer Größe nicht altersgemäß behandelt, gefordert und gefördert (auch beruflich). Ich halte es für wichtig, den Mädchen auch einmal etwas zuzutrauen und sie wirklich selbständig werden zu lassen.
- Immer noch kursieren Vorurteile in bezug auf die Intelligenz. Hier müssten sicher viele Fachbücher und Artikel den Vermerk „veraltet" erhalten. Ich kann nur ermutigen, bei Betroffenen einfach offen zu schauen, wo Stärken und wo Schwächen liegen. Dann kann man Stärken nutzen und Schwächen gezielt unterstützen: Die Fertigkeiten, die im Alltag gebraucht werden, sind durchaus lern- und trainierbar. Auch wenn es manchmal etwas Mühe kostet. Hier sind jedoch meiner Überzeugung nach viele Schwierigkeiten durchaus keine unüberwindlichen Hindernisse.
- Immer wieder führt Überbehütung zu dem Alter der Betroffenen unangemessenen Selbstbildern und Unsicherheiten, die zu Problemen im Erwachsenenalter führen. Gehen lernt man nur, wenn man auch mal hinfallen darf und losgelassen wird. Hinterher einfühlsam aufgefangen zu werden ist selbstverständlich ebenso wichtig.
- Immer noch sind zudem Probleme im Berufsleben aufgrund der Größe möglich. Auch hier kann ich nur alle Arbeitgeber ermutigen, sich erst ein klares Bild von den Fähigkeiten zu machen, ehe ein Urteil über eine betroffene Bewerberin gefällt wird. Wir sind vielleicht äußerlich klein, aber innerlich eine normal große Persönlichkeit mit in aller Regel normalen Fähigkeiten!
- Darüber reden – aber wie? Immer wieder gibt es große Scheu, über das UTS zu sprechen – oder über die eigenen Gefühle hierzu. Ich bin in meiner Eigenschaft als Psychologin und aus persönlicher Erfahrung heraus überzeugt davon, dass nur dann ein konstruk-

tiver Umgang mit der Diagnose möglich ist, wenn darüber gesprochen werden darf und gesprochen wird: Mit der Tochter, aber auch die Eltern untereinander. Wenn jeder allein bleibt, wird das Problem aller Erfahrung nach eher größer – und das persönliche Leiden daran für alle Beteiligten auch.

Auch als Erwachsene ist das Thema „Schuld und Sühne" immer wieder auch mein Thema. An so vielen Stellen begegnet mir der Gedanke, dass Menschen mit Behinderungen oder Erkrankungen ja eine enorme Belastung für die Gesellschaft darstellen und sich Eltern schon unter diesem Aspekt überlegen sollten, ob sie ein pränatal als krank diagnostiziertes Kind austragen wollen. Ich denke, dass es jungen Eltern heute immer noch (oder wieder) sehr schwer gemacht wird, sich frei für ein behindertes Kind zu entscheiden. Und den lebenden Behinderten werden nicht selten Schuldgefühle gemacht, die ich als sehr unfair empfinde und die doch so tief sitzen, dass sie meine Lebensqualität auch bis heute beeinträchtigen.

Ich bin es leid, ein schlechtes Gewissen zu haben, wenn ich medizinische Hilfe brauche. Ich will mich nicht dafür entschuldigen, dass ich körperliche Leistungsgrenzen habe. Aber immer wieder werden hier von außen Erwartungen gestellt, die meiner Lebenswirklichkeit einfach nicht gerecht werden. Ich wehre mich aber heute dagegen, mich meiner puren Existenz wegen zu schämen oder schuldig zu fühlen. Ich habe die selben Rechte wie jeder andere Mensch auch – und natürlich auch die selben Pflichten. Ich mache sicher wie jeder Mensch Fehler, die ich nicht selten bedauere und für die ich die Verantwortung zu übernehmen als Erwachsene bereit und verpflichtet bin.

Und ich bin es leid, mich zu verstecken. Ich bin auch nicht mehr bereit dazu, mich von vornherein den Erwartungen anderer anzupassen und davon auszugehen, dass alle anderen mehr wert sind als ich und auch mehr Rechte haben. Diesen an mich gestellten Forderungen kann und will ich nicht länger nachkommen. Und ich bin nicht mehr bereit, irgend jemandem genug Macht zuzusprechen, um über meinen Wert (Menschen haben meiner Ansicht nach Würde, aber nicht im materiellen Sinne unterschiedlichen Wert) oder mein Lebensrecht zu urteilen. Auch Medizinern oder anderen Eltern nicht.

Aber der Weg war weit, bis ich mich heute als Betroffene auch auf Kongressen am Stand zeigen – und dieses Buch schreiben kann. Es war und ist eine mühsame Befreiung aus dem anerzogenen und dann erlebten Zwang recht enger Vorstellungen und Vorurteile und aus so vielen Ängsten. Ich denke, dass sehr vieles von dem, was ich als belastend erlebt habe und erlebe hätte vermieden werden können und nicht zwingend mit einer Behinderung oder genetischen Veränderung verbunden ist.

Vieles ist in meinem Fall sehr viel ungünstiger verlaufen als heute oder in den letzten 10 Jahren im Regelfall. Viele Angebote gab es vor 25 Jahren einfach noch nicht. Andere Eltern gehen anders mit einer solchen Diagnose um. Aber ich denke schon, dass es auch heute durchaus bei Betroffenen ähnliche Erfahrungen und Ängste gibt. Und ich möchte gerade denen Mut machen, die unter weniger günstigen Bedingungen aufwachsen und/oder mit größeren körperlichen Beeinträchtigungen zurechtkommen müssen als ich. Und natürlich vor allem den Eltern, die auch heute noch ungenügend beraten und unterstützt werden. Die, bei denen fachliche Betreuung und die persönliche Krankheitsverarbeitung so gut wie möglich vonstatten gehen, brauchen sicher weniger an Ermutigung und können eher etwas weitergeben, dass sie bekommen haben. Hier ist meine Bitte und mein Anliegen, dass diejenigen nicht vergessen werden, denen es schlechter geht und die vielleicht nicht die nötige Unterstützung hatten.

## Schattenseiten und Ängste

Natürlich gehört zu einem ehrlichen Bericht über ein Leben mit Turner-Syndrom auch, die möglichen Schattenseiten und Traumata nicht auszuklammern. Zu den negativsten Gefühlen, die ich erfahren habe, gehört das Gefühl, von der Gnade anderer leben zu müssen. Ich bin damit aufgewachsen, mich nie anderen gleichwertig fühlen zu können und zu dürfen. Ich war darauf gedrillt, zu nehmen, was an Krumen von den Tischen der anderen abfiel und mich niemals zu beschweren und niemals irgend etwas für mich selbst zu fordern.

Ich kenne sehr gut das Gefühl, für andere, gerade auch für die, die mir wichtig sind, nur eine Last und eine Zumutung zu sein. Und ich habe sehr darunter gelitten, weil ich mich so unfähig fühlte, anderen auch eine Freude zu machen und zu erreichen, dass andere einfach gerne mit mir zusammen sind. So habe ich viele Jahre innerlich um mein ganz persönliches Lebensrecht gekämpft und darum, mir selbst im Alltag auch etwas zuzutrauen. Das Gefühl der Unterlegenheit und die tiefsitzende Angst vor Fehlern ließ mich geradezu erstarren. Ich traute mich zeitweise kaum, irgend etwas anzupacken – aus Angst vor Versagen und davor, mich lächerlich zu machen. Gewachsen ist dieses Gefühl sicherlich vor allem durch den Mangel an Information und Kommunikation, aber auch durch ganz konkrete Bemerkungen und Signale innerhalb der Familie. Später habe ich sicher auch vieles in diese Richtung interpretiert, ohne wirklich zu prüfen, ob es in diesem Fall auch so gemeint war.

Im Laufe der Oberstufen-Zeit, und noch intensiver zu Beginn meines Studiums, habe ich dann begonnen, mich nicht einfach damit abzufinden, dass ich unfähig bin und mich niemand je mögen würde. Ich begann, an mir zu arbeiten und mich mit mir selbst und meiner Vergangenheit auseinander zu setzen. Ich suchte endlich danach, mich selbst annehmen zu dürfen – so, wie ich bin. Dieser lange, oft schmerzhafte und schwierige Prozess ist sicher noch nicht abgeschlossen. Ich bin heute sehr froh, dass ich viele Gelegenheiten für Selbsterfahrung und Selbstreflexion hatte – und auch professionelle Hilfe therapeutischer und seelsorgerischer Art.

Immer wieder gab es bei mir auch die Suche nach dem, was mich wirklich ausmacht. Ich hatte nie irgendwo so selbstverständlich Heimat und Wurzeln wie andere. Ich habe nie einfach das Gefühl gehabt, so wie ich bin dazu zu gehören. Ich habe mir alles, was mich heute ausmacht, hart erarbeitet. Ebenso wenig waren gute Beziehungen zu anderen Menschen für mich jemals etwas ganz Selbstverständliches. Und es gab immer wieder die Versuchung, mich einfach mit der Ablehnung abzufinden und aufzugeben, überhaupt Kontakt zu suchen. Immer wieder schmerzliche Erfahrungen und ein langes Ringen darum, es doch wieder zu versuchen.

Ich halte es gerade als Frau mit UTS für sehr wichtig, sich eigene Ziele stecken, die eigenen Wünsche ernst zu nehmen und bewusst den eigenen Alltag zu gestalten. Natürlich gehört zum Erwachsensein auch eine realistische Wahrnehmung eigener Fähigkeiten und Grenzen. Die Entwicklungsaufgabe hierbei ist es meiner Ansicht nach, die eigenen Grenzen zu akzeptieren und trotzdem von der eigenen Würde als Mensch und dem eigenen Recht auf Leben überzeugt zu sein.

Sich selbst und andere lieben geht immer nur trotz und mit allen Schwächen. Und die hat jeder Mensch, jeder. Wirklich erwachsen werden hat in meinen Augen auch etwas damit zu tun, mich von irrationalen Forderungen nach Perfektion zu verabschieden. Solange jemand von sich selbst und anderen Perfektion fordert, ist er im ständigen Kampf gegen sich selbst. Menschen mit Behinderungen verachten und ihre Rechte beschneiden heißt immer auch, einen Teil von sich selbst verachten und etwas in sich selbst nicht leben lassen.

Eines der schlimmsten Gefühle für mich ist das des Kotrollverlustes. Das Gefühl, der Entscheidung anderer zu unterliegen und auf das Wohlwollen – um nicht zu sagen die Gnade – anderer angewiesen zu sein und nicht selber mein Leben gestalten zu können. Die Erfahrung, dass andere sich anmaßen, über den Wert meines Lebens zu diskutieren oder sogar zu entscheiden, über mich zu verfügen, hat mich sicher oft gelähmt und bis heute beeinträchtigt. Und es kostet immer wieder enorm viel Kraft, solchen Grenzüberschreitungen bewusst entgegenzutreten.

Ich habe immer Probleme gehabt, mich anderen gleichberechtigt und gleichwertig zu fühlen. Bis hin zu dem sehr frustrierenden Eindruck, dass ich am Ende tun kann, was ich will – und doch nie als erwachsener, eigenständiger Mensch wahr- und ernstgenommen werde. Regelrecht beklemmend erlebe ich den Gedanken, dass ich auch keine Chance habe, als ich wahrgenommen zu werden: Weil ich rein auf die drei Buchstaben reduziert werde und nur gesehen werde, was an mir nicht stimmt – bzw. dass die negativen Aspekte so gravierend sind, dass sie durch keine positive Eigenschaft aufgewogen werden können.

Es gibt Themen, die werden nur sehr ungern angesprochen, auch bei uns. Dazu gehört das Thema Tod. Es ist nur zu verständlich, dass niemand gerne an den Tod denkt. Aber da es immer wieder Todesfälle relativ junger betroffener Frauen, Totgeburten im Zusammenhang mit UTS und Schwangerschaftsabbrüche gibt, ist es meiner Meinung nach einmal an der Zeit, sich dem Tabuthema Tod zu stellen. Da ich einige solcher Trauerfälle im Verein recht hautnah mitbekommen habe und ich mich auch beruflich mit dem Thema Tod bei der Betreuung von Krebspatienten intensiv auseinander setzen musste, fühle ich mich persönlich und von Berufs wegen aufgerufen, hier einige Gedanken zum Thema zu äußern. Es sollen an dieser Stelle Gedankenanstöße sein – wissenschaftlich fundierte Auseinandersetzungen mit dem Thema gibt es jedoch durchaus. Bei uns Betroffenen lösen die Todesfälle erwachsener Betroffener sicher Angst vor einer verkürzten Lebensspanne aus. Trotz bisher anderslautenden Informationen. Schwangerschaftsabbrüche berühren bei uns die Frage nach der eigenen Daseinsberechtigung und auch die Frage: „Was hätten meine Eltern getan?" Oder auch die Frage danach, ob die Schwierigkeiten im eigenen Leben vielleicht wirklich so erdrückend sind, dass der Tod als Alternative wünschenswert erscheint. Ich habe diese Frage für mich verneint.

Wie gehen wir aber mit Angst vor dem Sterben um und was ist bei uns in diesem Zusammenhang anders? Ich denke, dass vor allem das aktuelle Lebensgefühl hier ein wichtiger Faktor ist. In meinen Begegnungen und Gesprächen mit Sterbenden habe ich festgestellt, dass diejenigen dem Tod am gelassensten gegenüberstehen, die für sich das Gefühl haben, ihr Leben gut gelebt zu haben. In aller Regel wird die Bedrohlichkeit durch die Endlichkeit unseres Daseins dann größer, wenn wir das Gefühl haben, an unseren Bedürfnissen und Wünschen vorbei zu leben. Für Frauen mit Turner-Syndrom ist dies vielleicht öfter der Fall, da wir an vielen Stellen an Grenzen stoßen und immer wieder vermittelt bekommen, was alles für uns nicht möglich ist und was wir nicht können.

Hier kann ich nur aus meinen Erfahrungen empfehlen, nicht immer wieder das Leben auf morgen zu verschieben, sondern soweit wie möglich hier und heute so zu leben, dass es einem damit gut geht. Was einem gut tut und was für jeden einzelnen Menschen ein erfülltes Leben ist, kann einem nur die persönliche Wahrnehmung sagen – nicht andere Menschen und nicht Bücher. Wenn ich wirklich heute lebe und mit dem, was ich tue und mir selbst zufrieden bin, verliert die Endlichkeit des Daseins zumindest für mich an Schrecken.

Hier also die Ermutigung, dem eigenen Gefühl zu vertrauen – etwas, was betroffenen Frauen oft schwerer fällt als anderen, da viele die Erfahrung, in den Augen der anderen „nicht ganz normal" zu sein, bis zum eigenen Empfinden hin verunsichert.

Es gibt aber auch noch einen anderen Aspekt: Die Angst vor dem Leben. Ich habe den Eindruck und kann es auch für mich persönlich sagen, dass diese manchmal größer sein kann als die Angst vor dem Tod. Gar nicht so seltene Suizidgedanken und Suizidversuche von Betroffenen bezeugen dies. Ich bin überzeugt, dass hinter einer Angst vor dem Leben oder einer Lebensmüdigkeit in der Regel eher die Not steht „so nicht weiter zu können", als ein wirklicher Wunsch zu sterben. Auch hier spielt nach meiner Ansicht als klientenzentriert arbeitende Psychologin das oben angesprochene Gefühl, an sich selbst vorbei zu leben, eine wichtige Rolle. Ein Leben, dass sich ausschließlich an den Erwartungen anderer orientiert und eigene Wünsche und Bedürfnisse auf Dauer verdrängt, wird zu einem negativen Lebensgefühl führen.

Hier trifft das Schlagwort „selbstbestimmtes Leben" meiner Ansicht nach eine große Rolle. Aber auch die Hoffnung, dass es im Leben jeder Betroffenen Menschen gibt, die ermutigen und stärken und immer wieder auch Alternativen aufzeigen. Bleibt also die Ermutigung an alle, mit den sicher real gegebenen Grenzen ihr Leben bewusst zu gestalten und den eigenen Bedürfnissen und Wünschen Raum zu geben. Dann wird die Lebensqualität höher und die Angst vor einem vorzeitigen Tod – und vor den Anforderungen des Lebens – geringer sein.

Und die Ermutigung an die Eltern, betroffene Mädchen wirklich als eigenständige Persönlichkeiten zu behandeln und nach ihren Wünschen, Ängsten und Bedürfnissen zu fragen. Falls dies banal oder selbstverständlich erscheint: Ich habe zu oft erlebt, wie über Betroffene entschieden und nicht nach ihren Wünschen und Bedürfnissen gefragt wird, als dies für selbstverständlich halten zu können.

Ja, es gab auch bei mir eine Zeit, da wollte ich nicht mehr leben. Das Gefühl der Isolation und Minderwertigkeit hat mich schier erdrückt. Ich war so zerbrochen, dass ich mich dem Leben einfach nicht gewachsen fühlte. Niemand hatte mir je etwas zugetraut und niemand je wirklich meine Person, meine Gedanken oder Gefühle ernstgenommen. In der Familie fühlte ich mich nicht akzeptiert, sondern eher als zusätzliche Belastung. Mit Freundinnen über meine Schwierigkeiten zu sprechen war schwierig, da es in diesem Alter die anderen überforderte und ich einfach am Ende doch einiges nicht zu sagen wagte, nicht über das UTS sprechen konnte. Immer die Angst im Hintergrund, wie andere reagieren würden, wenn sie von meiner „Besonderheit" erführen.

Zurückblickend habe ich immer nur irgendwie überlebt, mich immer im rechten Moment versteckt. Aber wann habe ich wirklich gelebt? Eigentlich habe ich die letzten 15 Jahre damit verbracht, mir Mut zum Leben zu machen.

Heute sehe ich es so, dass es mich nur so gibt, wie ich bin, mit UTS. Anders, als das mein Gegenüber auch diesen Aspekt von mir wahrnehmen und akzeptieren kann, bin ich nicht zu haben. Aber ich bin viel mehr als drei Buchstaben und möchte einfach als ganzer Mensch – und als Frau – gesehen werden, nicht mehr, nicht weniger. Leider musste ich oft erleben, dass mir eine solche Individualität, wie sie für Sie als Leser vermutlich selbstverständlich ist, nicht zugestanden wurde.

Ich habe mein Leben lang darum gekämpft, als Person gesehen zu werden und werde es wohl auch den Rest meines Lebens tun müssen. Auf zwei oder drei Eigenschaften reduziert zu werden war für mich immer schlimmer als physisches Eingesperrtsein.

Ich fühle mich dann immer so, als ob ich laut schreie, aber kein Ton zu hören ist, oder als ob alle direkt an mir vorbeigehen, ohne mich zu sehen. Immer wurde versucht, mich in eine Norm zu pressen, ohne Rücksicht auf meine Individualität. Da ich ja minderwertig war, hatte ich zu funktionieren. Unendlich viel Kraft kostet es, sich trotzdem eine Identität zu bewahren. Heute glaube ich, dass ich einiges dadurch intensiver wahrnehme und bewusster wertschätze: Etwa die geistige Freiheit, verschiedene Alternativen zu sehen und zu denken – und diese dann gegeneinander abzuwägen.

Zum Abschluss vielleicht noch einige zusätzliche Aspekte der modernen Medizin, wie ich sie wahrnehme.

In der heutigen Gesellschaft als Betroffene zu leben heißt, damit konfrontiert zu werden, dass in etwa 2/3 aller Fälle bei vorgeburtlicher Diagnostik eines UTS die Schwangerschaft unterbrochen wird und sich die Eltern gegen ein Mädchen mit UTS entscheiden. Ich kann durchaus die allermeisten Ängste und Gefühle von Eltern bei der Konfrontation mit der Diagnose nachvollziehen und setze mich dafür ein, dass Eltern hier auch unterstützt werden. Hier ist meiner Meinung nach noch ein gewisser Nachholbedarf in der Ausbildung von Ärzten im Bereich „Gesprächsführung" vorhanden. Und es könnte sicher öfter die Mitarbeit von Psychologen gesucht werden. Aber als Betroffene gibt es immer wieder das Gefühl, dass einem jedes Mal ein Stück weit das Recht auf Leben abgesprochen wird. Und es zeigt, wie wenig Hoffnung es auf Akzeptanz und Unterstützung in der Gesellschaft gibt. Tatsächlich habe ich von Müttern schon öfter gehört, dass es früher einfacher war: Das Kind war da und alle mussten es so nehmen, wie es eben war.

Ich habe auf einem Kongress einmal vor dem Bild eines im 7. Monat abgetriebenen UTS-Mädchens gestanden. Trotz aller medizinischen Komplikationen in diesem Fall, die unter dem Bild aufgeführt waren und zur Abtreibung geführt haben, war es für mich persönlich ein bisschen, als ob ich vor meinem eigenen Grabstein stehen würde. Denn ich habe den selben „Makel". Es hat mich persönlich sehr getroffen und zu Tränen gerührt. Und es hat mir Angst gemacht, doch für so viele kein selbstverständliches Recht auf Leben, auf eigene Wünsche und eine eigene Persönlichkeit zu haben. Und ich weiß, dass ich mit diesem Gefühl nicht alleine bin.

Natürlich ist dies ein sehr schwieriges Thema, denn wenn es um Schwangerschafts-Konflikte geht, geht es auch um sehr vielschichtige Nöte und Konflikte der Schwangeren und einen komplexen Entscheidungsprozess. Ich gehe davon aus, dass sich keine Frau eine solche Entscheidung leicht macht und sehe vor allem die Aufgabe aller Beteiligten (Partner, Ärzte, Berater, Theologen, Psychologen), hier die Frauen nicht allein zu lassen und auch die notwendigen Hilfsangebote zu schaffen.

## UTS und Beruf

Bedauerlicherweise haben doch relativ viele betroffene Frauen aufgrund von Vorurteilen gegenüber kleineren Menschen größere Schwierigkeiten als andere, sich im Berufsleben zu etablieren. Hier steht also nicht eine geringere Qualifikation im jeweiligen Beruf zur Debatte, sondern eher eine Reaktion auf die geringere Körpergröße, die leider immer noch bei einigen mit geringeren Fähigkeiten assoziiert wird. Sicher spielt, falls bei Einstellungsgesprächen das Turner-Syndrom bekannt ist, auch die Angst vor häufigeren Erkrankungen eine Rolle. Hier bleibt sicher einfach noch viel an Aufklärungsarbeit zu tun – und die Hoffnung, dass die Arbeitgeber am Ende an fähigen Mitarbeiterinnen mehr interessiert sind als an deren Körpergröße.

Aber oft beginnt eine Benachteiligung schon viel früher: Wenn nämlich die Mädchen einfach, weil sie etwas kleiner sind, nicht altersgemäß eingeschult werden. Oder weit unter ihren intellektuellen Möglichkeiten eingestuft werden. Später führt dann bei einigen ein geringeres Selbstwertgefühl dazu, dass sich Betroffene oft beruflich wenig zutrauen und einfach aus Unsicherheit nicht versuchen, mehr zu erreichen. Ich denke, dass hier eine gezielte Förderung und eine differenzierte Berufsberatung viel an unnötigen Misserfolgserlebnissen und Frustrationen vermeiden könnte. Auch hier wieder: Ich wünsche mir den Blick auf die Fähigkeiten und Möglichkeiten der Mädchen. Und die Ermutigung, den eigenen Weg zu gehen. Allen Betroffenen wünsche ich, dass sie nicht die Suche nach einer passenden Tätigkeit aufgeben: Nach einer, in der sie ihre persönlichen Fähigkeiten einbringen und erweitern können und wo sie als Kollegin geachtet werden. Dazu braucht es sicher auch Geduld mit sich selbst und Vertrauen darauf, dass die Handlungssicherheit mit der Übung zunimmt. In vieles kann „mensch", so sehe ich es, durchaus hineinwachsen.

Meiner Erfahrung nach wird hier allzu oft schon früh das Blickfeld eingeschränkt und zu wenig auf die individuellen Neigungen und Fähigkeiten der Betroffenen geschaut. Natürlich macht es sehr viel Sinn, auch hier die eigenen Grenzen, etwa körperlicher Belastbarkeit, anzuerkennen und diese in die Berufswahl miteinzubeziehen. Ebenso sollte auch die mögliche emotionale Belastung, etwa in sozialen Berufen, nicht unterschätzt werden. Eine realistische Einschätzung der eigenen Möglichkeiten und Sensibilitäten kann sicher dazu beitragen, unnötige Frustrationen um Misserfolgserlebnisse zu vermeiden.

Ich wage jedoch auch noch anzufügen, dass in vielen Berufen am Ende die Persönlichkeit das ist, was heute gerne eine Schlüsselqualifikation genannt wird, und dass hier der eigentliche Grundstein für berufliche und private Lebenszufriedenheit gelegt wird: Wenn ich einen guten Kontakt zu mir selber habe und „bei mir zu Hause bin", kann ich auch sehr viel besser einen echten Kontakt zu anderen aufnehmen und mit möglichen Schwierigkeiten konstruktiv umgehen, ohne das es mich existenziell verunsichert. Und dann bin ich auch bereit und in der Lage, Aufgaben zu bewältigen und Lösungen für auftretende Probleme zu finden. Mir persönlich hat im Berufsleben bisher geholfen, dass ich es gewohnt war, dass gewisse Anforderungen an mich gestellt wurden, und dass ich gut gelernt hatte, mich auf eine Aufgabe auch über längere Zeit zu konzentrieren. Ich hatte auch früh gelernt, meinen Tagesablauf selbst zu strukturieren und mich an Zeitvorgaben zu halten. Sehr viel schwieriger war für mich sicher gerade am Beginn, selber Entscheidungen zu treffen und diese auch in einem Team zu vertreten.

Mir ist das Thema Beruf und UTS auch deshalb wichtig, weil mit diesem Lebensbereich für alle Menschen durchaus mehr verbunden ist, als die reine Existenzsicherung. Das gilt vielleicht in verstärktem Maße auch für Frauen mit Turner-Syndrom:

Eine berufliche Tätigkeit ist immer auch eine Quelle der Bestätigung und wichtig für das persönliche Selbstwertgefühl: Ich werde gebraucht, ich habe eine sinnvolle Aufgabe und erlebe auch eigene Fähigkeiten.

Berufstätigkeit und finanzielle Selbständigkeit und Unabhängigkeit sind eng miteinander verbunden. Ich gehe davon aus, dass diese Selbständigkeit und Unabhängigkeit auch für Betroffene erreichbar und wünschenswert ist.

Schließlich ist noch zu erwähnen, dass eine Berufstätigkeit auch eine Chance zu sozialen Kontakten auf verschiedenen Ebenen darstellt. Und soziale Kontakte sind für den Selbstwert und die Lebensqualität unersetzbar.

## Was hat bei der Bewältigung geholfen?

Nun habe ich schon recht ausführlich über persönliche Verletzungen und Schwierigkeiten in verschiedenen Lebensabschnitten berichtet. Oder über solche, die Betroffenen im Allgemeinen begegnen können und von denen ich aus Gesprächen weiß. Da es konstruktive Veränderungen nur geben kann, wenn es auch ein positiv formuliertes Ziel gibt, möchte ich nun auch etwas darüber sagen, was hilfreich sein kann.

Eine der wichtigsten Erfahrungen für mich war die erste Begegnung mit anderen Betroffenen. Ich war schon im Studium, als ich dazu Gelegenheit hatte. Ich hatte von meinem damaligen Gynäkologen aus einer Ärztezeitschrift die Adresse der Geschäftsstelle bekommen und zunächst schriftlich Kontakt zur nächstliegenden Regionalgruppe aufgenommen. Schließlich kam das nächste Treffen heran. Ich erinnere mich noch genau, wie ich mit dem Zug zum Treffen fuhr – ich hatte bis dahin nur schriftlichen und telefonischen Kontakt gehabt, wir wussten also voneinander nicht, wie wir aussehen. Natürlich liegt es nahe, nach einer kleinen Frau im entsprechenden Alter zu schauen, und wir haben uns dann am Bahnhof auch gefunden. Für mich war es neu, nicht die Kleinste zu sein. Ich war zunächst etwas verunsichert, weil die anderen hier mich als ungewöhnlich groß betrachteten und faktisch auch um einiges kleiner waren. Nach der ersten Begrüßung gingen wir gemeinsam essen. Wir saßen gemütlich in einer Gaststätte und waren recht rasch beim Thema. Zum ersten Mal war das Turner-Syndrom für mich ganz offen Thema. Es wurden Erfahrungen ausgetauscht über Behandlung und Alltag, Familie und Beruf. Ich fühlte mich als Gleiche unter Gleichen – zum ersten Mal in meinem Leben. Und mir wurde klar, wie unterschiedlich jede mit der genetischen Veränderung umging. Dass z. B. für viele eine Partnerschaft durchaus zum Lebensalltag gehörte. Eine hatte gerade mit ihrem Ehemann eine Tochter adoptiert und berichtete etwas von den Anfangsschwierigkeiten. Also auch das gab es – mit Turner-Syndrom. Aber natürlich gab es auch einiges an Gemeinsamkeiten und ich hatte sehr rasch ein Gefühl von Vertrautheit. Es folgte im nächsten Jahr mein erstes so genanntes Jahrestreffen der Bundesweiten Selbsthilfevereinigung. Einmal im Jahr kommen aus der ganzen Republik Eltern und Betroffene zusammen. Es gibt Vorträge, Workshops und viele interessante Gespräche. Ich werde nie vergessen, wie wir am ersten Abend im Vierbett-Zimmer anfingen, zu vergleichen, welche Östrogen-Präparate jede von uns nahm und welche Vor- und Nachteile jedes Medikament wohl hätte. Und die ersten Gespräche mit Eltern, die noch ganz kleine Töchter hatten und hier tatsächlich mich als Betroffene nach meinen Erfahrungen fragten. Das war etwas völlig Neues für mich. Auch Eltern zu erleben, die ganz offensichtlich sehr positiv ihrer Tochter gegenüber eingestellt waren, ihr auch einiges zutrauten. Sicher, es gab auch Eltern, deren Tochter nicht an Treffen teilnehmen wollte und wo die Tochter nicht wollte, dass sich die Eltern im Verein engagieren. Und natürlich gab und gibt es auch Eltern, die sich im Umgang mit ihrer betroffenen Tochter schwerer tun und diese nicht so ohne weiteres annehmen können. Diese Vielfalt war vielleicht das Beeindruckendste und ist es noch heute für mich bei diesen Treffen. Hoffentlich bleibt sie auch weiterhin erhalten!

Mir hat es geholfen, über Fragen und Schwierigkeiten im Zusammenhang mit dem Turner-Syndrom offen zu sprechen. Immer wieder durfte ich erleben, dass ich am Ende mit meinen Fragen und Zweifeln, aber auch mit meinen Wünschen und Hoffnungen nicht allein bin. In diesem Rahmen kann „frau" dort gut lernen, aufrecht zu gehen – auch im Alltag. Und das ist es, was mir ein Anliegen ist: Dass Betroffene aufrecht gehen und wie jeder andere auch am gesellschaftlichen Leben teilnehmen können. Das Gefühl, dazuzugehören sollte für alle möglich sein – auch die nicht Perfekten. Ich schätze persönlich zudem die Möglichkeit, auch mit Eltern in Kontakt zu kommen und hoffe, dass auch weiterhin Eltern und Betroffene in einem Verein vertreten werden. Ich bin überzeugt, dass wir zwar einen unterschiedlichen Blick auf einige Themen haben, aber viele gemeinsame Interessen und Anliegen. Außerdem ist in einer bundesweiten Vereinigung die Möglichkeit gegeben, sich gemeinsam für die Interessen von Betroffenen einzusetzen, deutlich besser als in kleineren Splittergruppen. Und ich hoffe, mit diesem Bericht zeigen zu können, wie notwendig immer noch auch ein politisches Engagement ist – und für wen scheinbar abstrakte ethische Fragen ganz reale Konsequenzen haben: Nämlich für uns, für Menschen wie mich.

Hilfreich war für mich auch, dass es im Rahmen der Selbsthilfe immer wieder auch Möglichkeiten gibt, sich auszuprobieren und sich einzubringen – und das sozusagen unter einem gewissen Schutz und in dem Maße, wie man es persönlich möchte. Auch hier wieder eine Möglichkeit, sich weiterzuentwickeln und sicherer zu werden. Und tatsächlich immer wieder auch etwas für den Alltag zu lernen.

Für mich wurde der Satz „Wenn du dich nicht entscheidest, werden es andere für dich tun" zu einer Art Motto und zur ständigen Erinnerung daran, dass nur ich mein Leben wirklich leben kann und dass ich in diesem Leben auch die Freiheit habe, Entscheidungen zu fällen. Dass ich aber auch nicht um solche Entscheidungen herumkomme, wenn ich nicht zur bloßen Marionette werden will. Als es mir am schlechtesten ging, hatte ich eigentlich nur zwei Möglichkeiten: Entweder ich fange an, mein Leben zu leben und um mein Leben zu kämpfen. Oder ich mache ein Ende. Dann hatte ich noch das Glück, darin bestätigt zu werden, dass es auch für mich eine echte Chance wirklich zu leben gibt – durch Gespräche oder auch einfach durch Bücher, die ich gelesen habe. Geholfen hat hier, Zeit und Raum für die Entdeckung meiner eigenen Wünsche, Bedürfnisse und Ziele zu haben, ohne eine Beeinflussung von außen. Und es war für mich ganz wichtig, eine Ausdrucksmöglichkeit für meine Gefühle – Ängste, Wünsche, Hoffnungen – zu finden. Sicher betrachte ich es auch als einen wichtigen Schritt, mich nicht so sehr über das zu definieren, was ich kann oder habe – sondern über das, was ich bin. Den Blick auf das Mögliche richten, nicht so sehr auf die Grenzen. Notwendig ist wohl auch immer wieder die Bereitschaft, nach einer sachlichen Beurteilung der Lage Alternativen zu suchen, nach einem Ausweg oder einem Weg zu einem besseren Leben. Dabei auch nicht so schnell aufzugeben, wenn einem der Wind etwas stärker ins Gesicht weht, und sich nicht einfach in einem bekanntem Status quo einzurichten und abzufinden. Das klingt geschrieben alles wohl eher „hilfreich, edel und gut", aber im Alltag ist es gar nicht so einfach, diese Haltung aufrechtzuerhalten und nicht ins Wanken zu geraten.

Durch meine Ausbildung hatte ich vielleicht auch besonders häufig Gelegenheit, hinter die Kulissen zu schauen und meine eigenen Werte zu reflektieren: Etwa, wenn hinter dem äußeren Schein eines erfolgreichen Geschäftsmannes eine tiefe Beziehungslosigkeit und Leere zutage kommt, sobald er mit sich selbst konfrontiert ist. Solche Erfahrungen haben meine Aufmerksamkeit immer wieder auf das

Wesentliche gelenkt – dass Zufriedenheit und Lebensqualität davon abhängen, ob ich mich selbst annehmen und bedeutungsvolle Beziehungen zu anderen aufbauen kann. Das ist nicht mit Geld zu kaufen und nicht automatisch durch perfekte Gene und ein perfektes Äußeres gegeben. Es kann, und es muss auch, entwickelt und erarbeitet werden. Und es ist eben auch für nicht perfekte Menschen grundsätzlich erreichbar und erstrebenswert.

Ich erlebe, dass Betroffene sich häufig wesentlich schwerer als andere tun, für sich eigene Ziele zu setzen und eine bewusste Lebensgestaltung anzustreben. Ich kann nur sagen, dass ich dies als etwas sehr Wichtiges und Hilfreiches – um nicht zu sagen Heilsames – betrachte, auch wenn es sicher nicht immer leicht ist. Als Erstes muss ich selbst daran glauben, dass ich als Mensch genau so wichtig bin wie alle anderen. Nur wenn ich selber resigniere und aufhöre, an meine Chance und meine Gestaltungsmöglichkeiten zu glauben, habe ich auch wirklich keine.

Ich kann auch nur dazu ermutigen, sich nicht zurückzuziehen. Meiner Meinung nach ist es sehr viel günstiger, immer wieder Kontakte zu suchen und sich so auch die Chance auf positive Erfahrungen zu geben. Im Grunde sagen negative Reaktionen auf mich oft mehr über den anderen und seine Unwissenheit und Oberflächlichkeit aus, als über mich selbst.

Für mich persönlich war zudem der christliche Glaube eine große Hilfe auch in den schlimmsten Zeiten. Der Gedanke, dass es einen Ort gibt, an dem ich geliebt und erwünscht bin. Der Gedanke, dass auch ich von Gott geschaffen und gewollt bin. Ohne dies wäre ich wohl heute nicht hier. Ich schätze mich glücklich, dass ich während meiner Mitgliedschaft und Tätigkeit in der Studentengemeinde viele wichtige Erfahrungen machen konnte und viele Anregungen bekam. Ich erlebte auch außerhalb der UTS-Vereinigung ein Gefühl der Zugehörigkeit und hatte Raum, mich selbst zu entdecken und persönlich zu wachsen. Ich entdeckte viele Interessen weit außerhalb meiner genetischen Veränderung. Hier sind meine geistigen Wurzeln und werden es immer sein. Wir brauchen Wurzeln, um wachsen, blühen und Frucht bringen zu können. Und mit etwas gutem Geist wird diese Zeit in der Gemeinde zur rechten Zeit Frucht bringen.

Die Überzeugung, dass jeder Mensch von Gott geliebt und gewollt ist und das Gott uns als antwortendes Gegenüber möchte, ist für mich im Alltag zum Fundament geworden und in der Studienzeit besonders gewachsen. Aber es war ein langer Weg.

# 4 Wünsche einer Patientin im Jahr 2002

## Wünsche an und für das tägliche Miteinander

Da ich die Hoffnung habe, dass dieses Buch möglichst viele Ärzte und Eltern lesen, möchte ich an dieser Stelle auch ein paar Wünsche und Anregungen formulieren. Sie entspringen zum größten Teil meiner persönlichen Erfahrung, aber auch vielen Gesprächen mit Betroffenen und Eltern.

Ich erlebe, dass sich in den letzten 15 Jahren eine ganze Menge in Behandlung und Umgang mit dem Turner-Syndrom getan hat. Es wurden neue Wachstumshormon-Präparate entwickelt, die Substitution mit Östrogen-Präparaten ist deutlich verbessert. Dies wirkt sich natürlich auf die Lebensqualität und den Gesundheitszustand der Betroffenen positiv aus. Zumindest im Kreis der Spezialisten ist sicher auch das Bild von Frauen mit Turner-Syndrom differenzierter und positiver geworden. Den psychosozialen Aspekten ist mehr Aufmerksamkeit gewidmet worden.

Oft habe ich in letzter Zeit schon von Eltern zu hören bekommen, dass es heute ja gar keine Probleme mehr gibt und Betroffene heute auch keine negativen Erfahrungen machen. Ich habe sogar Angst erlebt, den heute Jugendlichen Kontakt zu älteren Betroffenen zu gestatten, da wir ja von Dingen sprechen könnten, die den Mädchen Angst machen oder sie von den Eltern entfremden. Ich kann nur sagen, dass ich Ängste dieser Art sehr bedaure. Solche Gespräche dienen doch dazu, Fragen zu beantworten und Erfahrungen auszutauschen, einander Mut zu machen, wo dies nötig scheint. Und beide Seiten können davon profitieren.

Ich bin überzeugt davon, dass sehr viele Mütter genau das ihren Töchtern wünschen: Ein möglichst sorgenfreies Leben. Und dass sie einfach versuchen, die Mädchen zu schützen, solange und so gut es geht. Ich kann das sehr gut nachempfinden und wünsche ja allen Betroffenen im Grunde genau dies. Natürlich möchten wohl die meisten Eltern ihre Kinder glücklich und zufrieden sehen und auch das Gefühl haben, dass sie in der Lage sind, ihre Kinder vor negativen Erfahrungen zu bewahren. Das ist nur menschlich.

In vielen Fällen sind ganz sicher auch die Erfahrungen der Betroffenen heute ganz andere und oft auch positiver als noch vor 15 Jahren. Aber ich möchte ganz vorsichtig auch darauf hinweisen, dass es wichtig für die Mädchen ist zu wissen, dass sie auch mit Schwierigkeiten zu den Eltern kommen können – und dass sie auch weinen und klagen dürfen, auch mal wütend sein dürfen. Und ich halte es nach wie vor für eine Illusion, dass heute alles besser ist und negative Erfahrungen nur der Vergangenheit angehören. Wir haben es heute lediglich mit anderen Themen und auch anderen Bedrohungen und Verletzungen zu tun. Und vielleicht damit, dass manche Vorurteile nicht mehr ganz so verbreitet sind. Völlig verschwunden sind sie jedoch nicht, so wie ich es sehe.

Ich denke – und höre und verstehe – dass es hier oft für Eltern sehr schwer sein kann, das Leid eines Kindes auszuhalten. So wie es für mich als erwachsene Tochter schwer ist zu sehen, wenn es meinen Eltern nicht gut geht. Und es ist natürlich leichter zu denken, dass die Tochter eben keine schlechten Erfahrungen macht.

Natürlich halte ich es nicht zuletzt auch als Psychologin für ebenso wichtig, keine Probleme zu machen, wo keine sind. Vielen Betroffenen geht es ja tatsächlich recht gut. So vieles läuft ja auch normal bei uns. Aber wenn Kinder nicht auch über Schwierigkeiten sprechen – und vielleicht auch uns ältere mal fragen dürfen – bleiben sie vielleicht mit Verletzungen länger allein, als nötig. Selbstverständlich sind hier die Eltern die ersten und wichtigsten Ansprechpartner – oder sollten es sein.

Für die Entwicklung einer eigenständigen Persönlichkeit ist es jedoch auch wichtig, noch andere Meinungen zu hören – für beide, Eltern und Kinder. Warum nicht von den Erfahrungen der älteren Betroffenen profitieren? Auch wenn dabei deutlich wird, dass vieles heute tatsächlich besser gehandhabt wird und vieles für die Mädchen heute selbstverständlich ist, das für mich undenkbar wäre. Doch für die Mädchen, die stärker beeinträchtigt sind oder im Laufe der Zeit auch hier und da psychologische Folgeprobleme haben, ist ein offener Umgang damit – meiner Ansicht nach – die beste Chance, konstruktiv auch mit Schwierigkeiten umzugehen. Wenn Eltern einem Kind vermitteln, dass es schlicht keine Probleme geben darf, oder dass sie es nicht ertragen können, über negative Gefühle zu sprechen, wird das Kind schweigen. Aber es wird trotzdem weiterhin ein Problem haben und dies wird vielleicht sogar größer werden, da eine konstruktive Bewältigung aufgrund unausgesprochener Verbote nicht möglich ist. Ich habe persönliche hiermit langjährige Erfahrung und kenne das Problem auch aus Gesprächen mit anderen Betroffenen gut. Hier brauchen natürlich die Eltern zunächst Raum und vielleicht auch Unterstützung, um für sich selbst die Diagnose zu verarbeiten.

Das andere Extrem gibt es natürlich auch: Die Vorstellung, dass ein Leben mit UTS so furchtbar ist, dass eine Abtreibung vorzuziehen sei. Hier würde ich mir immer noch wünschen, dass jungen Eltern ein vollständiges und realistisches Bild von einem Leben mit UTS vermittelt wird – und das ist sehr gut über den Kontakt zu anderen Betroffenen und ihren Eltern möglich.

Leider bin ich sicher, dass es auch heute noch viele Negativerfahrungen von Eltern und Betroffenen gibt – und auch viele Ärzte, die mit dem Krankheitsbild aufgrund der Seltenheit nicht vertraut sind. Darum bleiben für mich auch im Jahre 2002 noch Wünsche offen. Ich konnte bei meinen Gesprächen große Unterschiede feststellen, was den Umgang mit Eltern und Betroffenen im Verlauf von Diagnostik und Behandlung betrifft: Ich habe mehrere Beispiele im Kopf, bei denen Eltern in ihrer Entscheidung sehr unter Zeitdruck gesetzt wurden und bei denen im Erstgespräch wahre Horror-Szenarien inklusive extremer Bilder aufgezeigt wurden. Und ich höre immer wieder davon, dass sich Eltern deshalb gegen ein nicht ganz gesundes Kind entscheiden, weil derzeit die gesellschaftlichen Bedingungen ungünstig sind und sie Angst vor Kosten, vor Benachteiligungen und

Angst auch davor haben, dass diese Gesellschaft auch zu ihrem Kind dann grausam ist. Das sollte uns eigentlich allen zu denken geben und ich kann gar nicht sagen, wie traurig und erschreckend ich es finde, dass solche Ängste nicht aus der Luft gegriffen sind. So habe ich mehrfach beschrieben bekommen, dass Mütter, die ein Kind mit einer Behinderung bei sich hatten, sich von Passanten die Frage gefallen lassen mussten: „Muss denn „so was" heute noch sein?" Für mich fällt eine solche Bemerkung unter den Begriff seelische Grausamkeit.

Als Patientin wünsche ich mir natürlich vor allem, dass alle Beteiligten die Betroffene ernstnehmen und altersadäquat in Entscheidungen einbeziehen: Die Betroffene muss mit der Behandlung und deren möglichen Folgen und Belastungen leben – auch als Erwachsene und nach dem Auszug aus dem Elternhaus. Leider gibt es hier doch genug Beispiele dafür, dass Ärzte mehr die Wünsche der Eltern im Blick haben als die der Betroffenen. Ein Beispiel ist hier die Entscheidung, wann eine Wachstumshormon-Behandlung beendet und eine Substitution mit Östrogenen begonnen wird. Ich halte es durchaus für möglich und geraten, hier auch schon in altersgemäßem Rahmen die Kinder zu beteiligen und nach ihren Wünschen zu fragen.

Manchmal wünschte ich mir, dass bei Bedarf auch die Betroffenen gegenüber den Eltern gestärkt werden und auch, dass die Wünsche der Betroffenen nicht übergangen werden. Ich schreibe dies, weil ich aus Gesprächen entsprechende Beispiele kenne und es eben doch noch nicht überall selbstverständlich ist, die Betroffenen zu fragen. Es gibt dutzende Beispiele, wo Betroffene auch ohne Zustimmung fotografiert oder in Studien einbezogen wurden. Können Sie sich vorstellen, wie es ist, wenn man wie ein „seltenes Monster" fotografiert wird – nicht, weil jemand eine Erinnerung an Sie haben möchte oder weil es ein schönes Bild wäre, sondern weil Sie so ungewöhnlich sind und man Sie studieren und anderen dieses seltene (selten scheußliche?) Exemplar zeigen möchte? Es ist erniedrigend, zutiefst erniedrigend – das kann ich aus eigener Erfahrung sagen. Wenn hier nicht wenigstens über den Sinn und Zweck der Aufnahmen gesprochen und die Betroffene unterstützt wird, kann es regelrecht traumatisierend sein.

Es ist eine Tatsache, dass Erwachsene mit UTS es nicht ganz einfach haben, in medizinischen Fragen einen Ansprechpartner zu finden. Hausärzte sind mit dieser seltenen genetischen Veränderung oft nicht oder nur oberflächlich vertraut. Gleiches gilt für niedergelassene Gynäkologen. Immer wieder sieht jeder einzelne Facharzt einen kleinen Ausschnitt detailliert, aber nur selten größere Zusammenhänge.

Ich denke nicht, dass erwachsene Betroffene generell und ständig besonders betreut werden müssen. Wir sind bis auf wenige Ausnahmen so eigenständig wie andere Gleichaltrige auch und haben die selben Persönlichkeitsrechte. Die individuellen Gesundheitsprobleme sind natürlich sehr verschieden. Und wenn es ein Problem gibt, ist es natürlich ideal, einen Ansprechpartner zu haben, der mit den Besonderheiten vertraut ist und ein gewisses Spektrum überblickt. Leider hält sich doch noch immer recht hartnäckig das Vorurteil, dass Frauen mit UTS ständiger Anleitung bedürfen und nie wirklich selbständig werden.

Ein großer Wunsch von mir ist, dass Betroffene heute eine positive Einstellung zum eigenen Körper entwickeln können und dass hier mehr spezielle Angebote gemacht würden. Wirklich einen Bezug zum eigenen Körper zu haben, wirklich in mir zu Hause zu sein macht sehr viel an Lebensqualität aus – so meine Erfahrung. Und für zumindest einige ist dies sicher nicht ganz ohne Unterstützung von außen im Sinne von professioneller Hilfe möglich. Ich habe derzeit den Eindruck, dass diese Seite noch wenig beachtet wird und eher tabuisiert ist. Aber es ist durchaus möglich und wünschenswert, sich auch in einem nicht perfekten Körper wohl zu fühlen.

Eine wirklich schlimme Erfahrung ist das Gefühl, dem jeweiligen Arzt und dem System ausgeliefert zu sein: Auf das Urteil der Ärzte warten, darauf, dass andere entscheiden, was mit mir passiert, und zu wissen, dass ich kaum eine Wahl habe. Das Gefühl, absolut hilflos zu sein, da ich ja einfach nicht über dasselbe Wissen verfüge. Und die Abhängigkeit von der Unterschrift eines Arztes in allen Dingen, was etwa auch Medikamente betrifft. Hier werden meiner Ansicht nach noch zu selten auch die Erfahrungen der Patientinnen ernst genommen und entsprechend berücksichtigt. Und es fehlt leider immer noch eine ausreichende Kommunikation zwischen Arzt und Patientin – und oft schlicht und ergreifend Zeit. Vieles kann nur in einer vertrauensvollen Beziehung gelöst werden. Aber eine solche muss aufgebaut werden – und auch das braucht Zeit, Bereitschaft sowie Interesse von beiden Seiten.

Ich halte eine ausführliche Beratung von Eltern im Falle einer Pränataldiagnostik und vor allen Therapieentscheidungen für unerlässlich. Leider muss ich in Gesprächen immer wieder feststellen, dass dies nicht in allen Fällen auch passiert. Ein wichtiger Aspekt dieser Beratung sollte sein, auf verschiedene Alternativen hinzuweisen und Zeit für ein Abwägen zu lassen. Auf Ängste und Befürchtungen der Eltern sollte in ausreichendem Maße eingegangen werden.

Ganz wichtig ist hier nach meinem Dafürhalten eine hohe Aufmerksamkeit für eine Annahme oder Ablehnung des Kindes von den Eltern und für Fragen und Unsicherheiten. Und natürlich, dass dies auch thematisiert wird: Wie sprechen Eltern über die Betroffene – wird von „so einem Fall", „dieser Störung", „dem Problem" oder von „unserer Tochter Susi" gesprochen? Welche Perspektiven sehen die Eltern für die Tochter, welche Ängste haben sie vielleicht auch? Und wie spricht der Arzt von der (zukünftigen) Betroffenen? Eher „in so einem Fall ist zu erwarten …", „diese Behinderung wirkt sich … aus" oder „Ihre Tochter wird …", „die Anja kann dann …"? Es ist wirklich erschreckend, wie schnell immer wieder von Betroffenen wie von einer Sache gesprochen wird und sie entmenschlicht werden, zu einem reinen Syndrom degradiert und der Individualität beraubt. Einfach aus Gedankenlosigkeit oder Gewohnheit vielleicht.

Ärzte sollten außerdem die Wirkung der eigenen Aussagen auf die Eltern nicht unterschätzen: Wie sensibel Eltern gerade im Diagnoseschock nach der ersten Mitteilung oft sind, kann gar nicht genug betont werden. Hier kann ein zweites Gespräch mit zeitlichem Abstand sicher hilfreich sein – und große Vorsicht bei der Darstellung von zu erwartenden Beeinträchtigungen. Mein Wunsch ist hier auch, dass noch häufiger und ausführlicher auf Alternativen eingegangen wird. Auch die Möglichkeit, ein unerwünschtes Kind oder eines, dem sich die Eltern nicht gewachsen fühlen, zur Adoption frei zu geben, anstatt es abzutreiben. Dies ist sicher ein heikles Thema, aber ich denke die Freigabe zur Adoption kann durchaus eine Entscheidung im Interesse des Kindes sein – und ist meiner Ansicht nach völlig legitim.

Informationen hierzu kann das Jugendamt oder eine Sozialarbeiterin im Krankenhaus geben. Adoption wird auch von vielen betroffenen erwachsenen Frauen als eine Möglichkeit zur Erfüllung des Kinderwunsches gesehen. Hier finde ich es wichtig, sich vorher wirklich über eigene Motive klar zu werden und es aus der Haltung zu tun, dass ich etwas zu geben habe (nämlich Liebe und Fürsorge) und sozusagen einen Ort suche, an dem es gebraucht wird. Leider muss ich ehrlicherweise sagen, dass die Chancen für eine Adoption derzeit gerade für Betroffene sehr gering sind und ich hier keine großen Hoffnungen machen kann.

Mir ist es aus meinen Erfahrungen heraus immer noch und immer wieder ein Anliegen, mehr Augenmerk auf die Individualität der Betroffenen zu richten – und nicht nur auf ihre Defizite.

Leider habe ich auch bei Fachleuten erlebt, dass auf Kongressen mit Gleichmut über das „Verwerfen" von Embryonen diskutiert wird, und wie selbstverständlich im Falle der Diagnose UTS oft nahezu automatisch zu einem Abbruch geraten wird. Auf Tagungen gibt es auch heute noch oder vielleicht gerade heute diejenigen, die nur an der Erweiterung des Machbaren interessiert sind, ohne über die Konsequenzen für Betroffene oder ethische Aspekte nachzudenken. Meiner Wahrnehmung nach geht die Entwicklung erschreckenderweise dahin, dass die Verbesserung des Wirtschaftsstandortes wichtiger wird als die Betreuung von Patienten. Der Gedanke daran, dass hier über Menschenleben wie meines entschieden wird, spielt für einige hier offensichtlich keine Rolle.

Ich musste mir bei einem ersten Besuch bei einem neuen Arzt anhören, dass das UTS ja ein „bedauernswerter Zustand" sei. Einer anderen Betroffenen wollte ein Arzt nicht glauben, dass sie in der Lage ist, einen Beruf auszuüben. Sie arbeitet heute noch im öffentlichen Dienst. Leider könnte ich hier im Verein dutzendweise Beispiele für einen derartig wenig sensiblen und von Vorurteilen geprägten Umgang mit Betroffenen sammeln. Natürlich gibt es auch zahlreiche positive Beispiele, und es hat sich in den letzten zehn Jahren hier eine Menge getan. Aber noch gibt es erwachsene Betroffene, die noch nie mit einer anderen Betroffenen gesprochen haben und viele Ärzte, die weder die Selbsthilfeorganisation kennen noch dafür offen sind, im Interesse von Eltern und Betroffenen hier zusammenzuarbeiten. Ich möchte betonen, dass ich hier die Selbsthilfe als Ergänzung zur medizinischen Betreuung sehe, nicht als Konkurrenz. Sie hat die Aufgabe einer demokratisch legitimierten Vertretung der Patienteninteressen (und Elterninteressen!) nach außen – auch im politischen Rahmen. Je größer hier die Professionalität und je breiter die Basis für eine solche Arbeit ist, desto wirkungsvoller kann dies auch geschehen.

Eine Selbsthilfegruppe vermittelt zudem ein Gefühl, Gleiche unter Gleichen zu sein und die Möglichkeit, sich mit anderen Betroffenen und Eltern auszutauschen. Dies kann nicht durch Arzt oder andere professionelle Helfer vermittelt werden, ist aber meiner Erfahrung nach für die persönliche Entwicklung sehr wichtig.

Sehr hilfreich ist sicher auch, einer betroffenen Familie zu vermitteln, dass sie nicht allein ist und sich mit allen Fragen und Problemen an den Arzt wenden kann. Leider gibt es auch heute noch immer wieder Berichte darüber, dass Eltern sich alleingelassen fühlen und schlecht informiert werden.

Ich hielte auch eine Verbesserung der Zusammenarbeit zwischen verschiedenen Fachärzten für einen echten Fortschritt: Gerade bei eher seltenen Erkrankungen kann ja kaum ein Einzelner alle Aspekte gleich ausführlich kennen und behandeln. Viele Hausärzte haben in Jahren vielleicht zwei Patientinnen mit Turner-Syndrom. Hier könnte ich mir durchaus eine Verbesserung des Informationsaustausches vorstellen. Sicher wäre hier auch eine Bündelung von Informationen zum Thema wünschenswert, die ja derzeit an ganz verschiedenen Stellen existieren. So könnten zum Teil neue Statistiken erstellt werden und es ergäbe sich ein immer differenzierteres Bild.

Kritisch sehe ich es, wenn im Rahmen von Studien Forschungsinteressen und die persönliche Profilierung der Fachleute wichtiger werden als das Befinden der Patientin.

Viele Wünsche habe ich schon an anderer Stelle geäußert. Ich persönlich wünsche mir vor allem, nicht auf das UTS oder damit verbundene Probleme reduziert zu werden. Und ich wünsche mir einfach, dass andere erst über mich urteilen, wenn sie mich kennen. Mitleid möchte und brauche ich nicht – aber eine faire Chance wie jede andere Frau auch.

Ja, ich würde mir sicher auch oft wünschen, dass wir alle uns über unsere persönlichen Werte mehr Rechenschaft ablegen und öfter reflektieren, was uns wirklich wichtig ist. Was schätzen wir an anderen Menschen, was ist ein erstrebenswertes Ziel?

Eine im Zusammenhang mit UTS wichtige Frage ist meines Erachtens auch, wie wir eigentlich Weiblichkeit definieren – denn auch diesbezüglich gibt es verschiedene Möglichkeiten: Definiere ich Weiblichkeit über die biologische Mutterschaft? Definiere ich sie über die äußerliche Attraktivität, also nach dem aktuell gültigen Schönheitsideal? Ist sie allein abhängig vom sexuellen Interesse eines Mannes? Meiner Ansicht nach ist das nicht der einzige Maßstab. Ich wünsche jeder Frau genug gesundes Selbstwertgefühl, um sich selbst ernster zu nehmen als das und ihren eigenen Weg zu gehen.

Weiblichkeit kann auch so als ein Leben spendendes Element definiert werden: Anderen und sich selbst einen Raum zum Wachsen lassen und bereiten. Für das Wohl des anderen sorgen, ohne sich selbst zu vernachlässigen, sich und andere von Zwängen befreien. Als die Kraft, die alles Schöne bewahren möchte – und die den Wert von Beziehungen hoch einschätzt. In diesem Sinne können weibliche Eigenschaften selbstverständlich auch bei Männern zu finden sein.

Ich habe mir schon häufig die Frage gestellt, ob heute wirklich die Persönlichkeit eines Menschen gar nicht mehr zählt. Auch hier habe ich die Hoffnung, dass nur ein kleinerer Teil der Menschen wirklich so extrem auf Äußerlichkeiten fixiert ist und nicht auch ein echtes Gegenüber möchte.

Was das Thema Partnerschaften betrifft, bin ich überzeugt davon, dass für eine stabile Beziehung bzw. deren Gelingen noch ganz andere Faktoren entscheidend sind: Etwa das Vorhandensein gemeinsamer Interessen, sich aufeinander verlassen können, gegenseitiges Vertrauen, gegenseitige Akzeptanz und Verständnis füreinander. Auf diese Faktoren hat die genetische Veränderung an sich nun wirklich keinen Einfluss. Dies mag manchen etwas zu naiv klingen, aber langfristig halte ich die genannten Ebenen tatsächlich für entscheidend.

Und in diesem Sinne und vom gesamten Lebens- und Körpergefühl her sind Frauen mit UTS sehr wohl weiblich im besten Sinne des Wortes.

Noch andere Fragen ließen sich in diesem Zusammenhang stellen: Haben gesunde Menschen wirklich das Recht, auf kranke, ältere oder behinderte Menschen herabzusehen oder sie als reine Last für die Gesellschaft anzusehen – und sie dadurch auch noch zu Schuldigen zu stempeln? Oder darüber zu entscheiden, welche Art zu leben für einen anderen die richtige ist? Ich bin nicht sicher, ob ich eine Gesellschaft, die nur noch nach dem „survival of the fittest", dem Gesetz des Dschungels, funktioniert, als eine lebenswerte Gesellschaft bezeichnen möchte. Ich erlebe, dass es einen immer stärkeren Trend hin zu einem Normdenken gibt – alle haben jung, dynamisch, erfolgreich und möglichst ohne eigene Gedanken zu sein. Anpassung um jeden Preis, so bin ich auch erzogen. Immer wieder wird ja auch in den Medien vermittelt, dass nur dazugehört und nur zählt, wer in dieses bestimmte Muster passt. Ich persönlich habe hier andere Wertmaßstäbe.

Und bei mir ist dem allem zum Trotz einfach der Wunsch da, dass man mir auch in der Patientenrolle schlicht und ergreifend meine Würde als Mensch lässt – Grenzen respektiert und achtungsvoll mit dem anderen umgeht. Dies mag eher simpel und selbstverständlich klingen, ist aber im Alltag von Kliniken durchaus nicht immer auch gegeben.

Mir widerstrebt es, hier zu resignieren und mich damit abzufinden, dass „das heute eben so ist". Ich bin überzeugt davon, dass jede Entwicklung auch wieder in eine andere Richtung gehen kann und

Trends immer etwas zeitlich Begrenztes sind. Und ich gehe davon aus, dass wir immer eine Wahl haben, wie unsere Gesellschaft gestaltet sein soll. Wir müssen nur die Energie aufbringen, auch diese Wahl zu treffen und uns für das einzusetzen, was wir für richtig halten.

Ich möchte mich für Einheit in der Vielfalt einsetzen, und dafür, dass alle ein Lebensrecht und eine Chance auf Selbstentfaltung bekommen – nicht nur die Stärksten und Reichsten. Sondern eben auch die Unvollkommenen.

Ich bin zudem überzeugt davon, dass eine Gesellschaft von einem Miteinander von Gesunden und Kranken, Alten und Jungen etc. profitiert und wir sie alle brauchen, um eine ausgewogene Mischung zu erhalten. Aber wir müssen wohl erst wieder lernen, wirklich miteinander zu leben, miteinander zu reden und voneinander zu lernen.

Ja, ich glaube, dass es uns allen gut tun würde, Beziehungen zu Menschen wieder als etwas wichtiges zu betrachten und dafür auch Zeit und Energie einzusetzen. Bedrohlich erleben wir in der Regel vor allem alles das – das wurde auch in anderen Kontexten oft gesagt – was wir nicht kennen. Wenn wir uns jedem Kontakt mit Kranken oder Behinderten verweigern, werden nur die Vorurteile davon profitieren und diejenigen darunter leiden, die nicht mithalten können.

Ich wünsche mir immer wieder, dass mein Gegenüber im Kontakt mit mir den Menschen, genauer gesagt die Frau, die hinter der Diagnose steht, wahrnimmt und ernst nimmt. Ich möchte nach meiner Persönlichkeit beurteilt werden, nicht nach meinen Maßen. Und ich will mich nicht mehr und nie wieder verstecken müssen.

Nur allzu oft setzt jedoch, nachdem die Diagnose bekannt ist, ein „Schubladendenken" in Defizit-Kategorien ein. Dann werden allzu oft alle anderen Eigenschaften nicht mehr wahrgenommen. Dann bin ich nur noch „ein Turner-Syndrom" ohne Individualität. Dann wird so oft gar nicht mehr gefragt, was ich sonst mache oder wie ich etwas erlebe, sondern es werden allzu leicht einfach Dinge vorausgesetzt bzw. wird von der Diagnose auf Eigenschaften geschlossen, die davon gar nicht beeinflusst werden: Etwa, dass ich keine eigene Meinung und kein eigenständiges Leben habe. Das trifft aber weder auf mich noch auf andere Menschen mit Behinderungen zu. Nennt uns beim Namen und nehmt uns als Persönlichkeiten wahr – nur dann könnt ihr uns auch zu verstehen versuchen und vielleicht helfen!

Es würde sicher allen nützen, wenn wir wieder die Vielfalt schätzen lernen könnten und wenn wir weniger in festgelegten Schubladen denken würden: Je vielfältiger eine Gesellschaft aufgebaut ist, desto lebendiger, anpassungsfähiger und flexibler wird sie auch sein. Und desto lebenswerter für alle.

Eine Gesellschaft muss sich in meinen Augen auch daran messen lassen, wie sie mit den Schwächeren umgeht, nicht nur an wirtschaftlichem Erfolg. Ein wichtiger Prüfstein ist hier in meinen Augen die soziale Unterstützung für Eltern von Betroffenen: Nur wenn Eltern auf Unterstützung und Akzeptanz hoffen können, sind sie wirklich frei, sich auch für ein Kind mit einer Behinderung zu entscheiden. Nur bei starken Eltern, die Unterstützung finden, wo sie diese brauchen, können auch die Kinder stark werden.

## Wünsche an und für die Selbsthilfe

Meiner Erfahrung nach ist es für eine relativ kleine Gruppe von Betroffenen wie uns gar nicht so einfach, eine Lobby zu haben. Wir sind zu wenige, um große Aufmerksamkeit zu erlangen, und da es sich nicht um eine Krankheit handelt, die auch Gesunde später bekommen könnten, fühlt sich kaum jemand angesprochen.

Ich persönlich wünsche mir eine starke Vertretung von Betroffenen und Eltern. Darunter verstehe ich zum einen eine gut organisierte Beratungstätigkeit, Präsenz auf Messen und Kongressen sowie gezielte Öffentlichkeitsarbeit zum Abbau von Vorurteilen. Um diesem Anspruch effektiv und nach den Regeln der Kunst nachkommen zu können, braucht es zum einen entsprechende finanzielle Mittel, zum anderen engagierte und qualifizierte Mitarbeiter. Im Moment fehlen vor allem die Finanzmittel.

Ich wünsche mir eine Vereinigung, in der es einen regen Austausch zwischen Eltern und Betroffenen gibt, in der sich viele Mitglieder mit ihren besonderen Fähigkeiten und Möglichkeiten einbringen und in der viele an einem gemeinsamen Ziel arbeiten. Dieses jeweilige Ziel soll im Idealfall auch gemeinsam bestimmt und von einer Mehrheit getragen werden. Und ich wünsche mir persönlich einen guten Kontakt zwischen den Regionalgruppen und dem Bundesvorstand. Beide Ebenen sind wichtig, beide Ebenen werden gebraucht. Und beide Ebenen haben in sich unterschiedliche Aufgaben, die sich ergänzen: Die einen sind die Ansprechpartner vor Ort und sorgen für eine lebendige und angenehme Gruppenatmosphäre.

Die anderen sind die Vertretung nach außen und müssen die gesamte Organisation sowie politische Aspekte im Blick haben. Ich glaube, dass wir dieser gesellschaftspolitischen Ebene und der Außenvertretung durch eine zentrale Stelle sehr viel mehr Aufmerksamkeit schenken müssen, wenn wir auch in Zukunft eine starke Interessenvertretung sein und eine Stimme haben wollen.

Ich wünsche mir, dass möglichst viele Mediziner und Beratungsstellen die Selbsthilfe-Organisation kennen und mit uns zusammenarbeiten. Und dass wir häufiger als bisher um Mitarbeit oder Stellungnahmen gebeten werden. Wir haben hier durchaus interessante Ressourcen zu bieten, die leider allzu oft nicht genutzt werden.

Ich halte es zudem für die wichtigste Aufgabe einer Selbsthilfevereinigung, gerade für die da zu sein, die unter besonders ungünstigen Bedingungen aufwachsen, in der Familie abgelehnt werden oder besondere medizinische Probleme haben. Die „Vorzeige-Mädchen" mit wenig erkennbaren Problemen, guten Schulleistungen und engagierten Eltern brauchen sicher weniger besondere Unterstützung von der Vereinigung. Ähnliches gilt natürlich für die Gesellschaft als Ganzes.

Zu einer effektiven Interessenvertretung gehören auch die Kontakte zu anderen wichtigen Organisationen, die ja durchaus oft Interessen mit uns teilen. Eine solche Netzwerkarbeit kann Kräfte bündeln und alle Seiten bereichern.

## Wünsche an und für betroffene Eltern

Ich wünsche mir im Hinblick auf Eltern Betroffener vor allem, dass sie die Unterstützung professioneller und menschlicher Art finden, die sie brauchen, ohne bevormundet zu werden. Ich wünsche mir für die Eltern von Betroffenen eine größere Akzeptanz und Unterstützung in der Gesellschaft, so dass eine Entscheidung für und ein Leben mit einer betroffenen Tochter weniger von Ängsten und Widerständen geprägt ist.

Und ich wünsche mir einen regen Austausch von Eltern mit erwachsenen Betroffenen – über Vereinsangelegenheiten, über das Leben mit UTS – oder einfach über das Tagesgeschehen. Ich hoffe, dass Eltern immer wieder in ihren Töchtern eigenständige Menschen mit vielen verschiedenen Merkmalen und Interessen sehen – und dass sie diese Töchter wie alle anderen Kinder auch erwachsen werden lassen, ohne den Kontakt zu verlieren.

Wenn ich darüber nachdenke oder auch gelegentlich gefragt werde, wie sich Eltern von Mädchen mit Turner-Syndrom am günstigsten verhalten sollten, sind es zumindest für mich nicht einzelne Entscheidungen oder Verhaltensweisen, die entscheidend sind, sondern die Grundhaltung: Den Töchtern Mut zum Leben und Mut zur Individualität machen, das ist meiner Meinung nach das Beste, was Sie als Eltern überhaupt tun können.

Bei all dem halte ich es für mehr als legitim, wenn sich Eltern auch gelegentlich selbst Unterstützung bzw. professionelle Hilfe holen. Eltern von Kindern mit einer Behinderung oder einer Krankheit haben es in dieser Gesellschaft ganz sicher nicht gerade leicht.

Ich erlebe in diesem Zusammenhang häufig noch eine große Scheu vor professioneller Hilfe und große Angst, dann als Eltern versagt zu haben, wenn ich Hilfe brauche. Auch große Skepsis, ob es an den entsprechenden Stellen überhaupt Hilfe für das persönliche Problem gibt. Gerne würde ich hier Mut machen, den ersten Schritt zu wagen – und falls Sie mit der Beratungsstelle, dem ersten Therapeuten nicht zufrieden sind, doch noch einen zweiten Versuch zu wagen, bis das für Sie passende gefunden ist.

## Wünsche an und für die Forschung

Was die wissenschaftliche Arbeit zum Thema betrifft, so wünsche ich mir eine Forschung, die sich mehr damit beschäftigt, wie die Lebensqualität von Betroffenen verbessert werden kann. Ich habe selbst eine wissenschaftliche Ausbildung und bin von der Notwendigkeit weiterer Forschung überzeugt – und die kann in vielen Bereichen wohl auch nur über die Zusammenarbeit mit Betroffenen wirklich aussagekräftig sein. Wenn hier achtungsvoll mit Probanden und Daten umgegangen wird – und wenn die Selbsthilfevertretung ernstgenommen wird – ist Forschung sicher im Interesse der Betroffenen und ihrer Eltern. Ich gehe davon aus, dass Wissen Angst und Unsicherheit reduzieren kann. Wissen um UTS und medizinische wie psychosoziale Zusammenhänge kann zu mehr Handlungssicherheit im Umgang mit Betroffenen und Eltern verhelfen.

Für mich als Betroffene ist es auch so, dass mir Informationen helfen, angemessen mit mir und eventuellen Schwierigkeiten umzugehen. Ich kann mich selbst dann besser verstehen und Probleme werden handhabbarer. Auch in Beratungsgesprächen erlebe ich einen hohen Informationsbedarf und sehe, wie Informationen helfen, ein realistisches Bild zu zeichnen und auftretende Probleme entsprechend einzuordnen. Aus diesem Grund stehe ich grundsätzlich jeder Erweiterung des Wissens positiv gegenüber. Ich sehe aus meiner Erfahrung heraus in folgenden Bereichen besonderen Bedarf:

- Langzeitwirkung von Wachstumshormon-Therapien
- Langzeitwirkung von Östrogen-Substitution
- Welche Auswirkungen haben genetische Besonderheiten wie 45XO (ein X-Chromosom fehlt völlig) und 46XY (es sind Bruchstücke eines Y-Chromosoms vorhanden)?
- Training sozialer Wahrnehmung
- Adaptation von Selbstsicherheits-Trainings an die besondere Gruppe „Frauen mit UTS"
- Krankheitsverarbeitungsprozesse bei Eltern und Betroffenen und deren Förderung

- Auswirkungen auf die/Beziehung zu den Geschwister(n)
- Berufswahl-Kriterien und deren Angemessenheit sowie Möglichkeiten der Verbesserung von Chancen im Berufsleben durch Trainings
- Körperwahrnehmung und Partnerschaft

Diese Beispiele ließen sich selbstverständlich noch beliebig ergänzen. Das Denken und Fühlen sowie die Fähigkeiten Betroffener sind ja erst seit wenigen Jahren wirklich ausführlicher betrachtet worden.

Ich kann natürlich persönlich am besten den psychosozialen Bereich überblicken. Oder das, womit eine Betroffene im Alltag zu tun hat. Selbstverständlich gibt es sicher auch im medizinischen Bereich noch sehr viele blinde Flecken zum Thema Turner-Syndrom.

Aber ich würde keine Forschung noch so vielversprechender Art wollen, wenn dies bedeutet, dass dafür andere in irgend einer Weise psychisch oder physisch unmenschlichen bzw. stark belastenden Bedingungen ausgesetzt werden – oder wenn dafür Embryonen sterben müssten.

# 5 Wann ist ein Mensch ein Mensch?

## Menschenwürde, Leidverminderung und andere ethische Aspekte moderner Diagnostik und Behandlung

Heute stellen sich durch die technischen Möglichkeiten der Pränatal- und Präimplantations-Diagnostik (dies meint die Untersuchung von Embryonen im Mutterleib oder von Eizellen vor der Einsetzung in die Gebärmutter bei künstlicher Befruchtung) immer häufiger ganz neue ethische Fragen. Und da heute Eltern immer häufiger mit der Frage konfrontiert sind, ob sie „so ein Kind" wollen bzw. annehmen können, möchte ich auch hierauf aus Sicht einer Betroffenen eingehen. Es geht mir persönlich hierbei um eine Reflektion ethischer Fragen und eine ganzheitliche Betrachtungsweise. Es soll in keiner Weise ein Werturteil über individuelle Entscheidungen gefällt werden. Oft begegnen mir jedoch auch in diesem Bereich Pauschalurteile, die ich nicht so ohne weiteres stehen lassen kann und will.

Mir ist in vielen Gesprächen – auch mit Ärzten – der Gedanke begegnet, dass es doch für Betroffene in vielen Fällen besser wäre, wenn diese durch Pränataldiagnostik rechtzeitig erkannt und nie zur Welt kommen würden. Ich halte dieses Argument mindestens für sehr einseitig:

Wenn argumentiert wird, dass man doch den ungeborenen behinderten Kindern Leid ersparen sollte, stellt sich die Frage, ob es wirklich um das Leid der Kinder geht oder um die Gefühle und das Leid der Angehörigen und des medizinischen Personals, das dann für die medizinische Betreuung zuständig wäre. Auch dies mag ein ganz legitimer Faktor sein, und hier ist sicher die Situation professioneller Helfer verbesserungswürdig: Oft herrscht Personalmangel und die, in meinen Augen, in einem so sensiblen Bereich wichtige und unerlässliche Supervision kommt zu kurz. Aber dann sollten auch diese Probleme genannt werden – und nicht die Menschen mit einer Behinderung zum Problem gemacht werden.

Über das Empfinden eines anderen Menschen kann ich nur etwas erfahren, wenn der andere es mir mitteilt. Hier wird nach meinem Eindruck allzu oft über Gefühle eines Menschen spekuliert – eines Menschen, der sich ja überhaupt nicht dazu äußern kann. Es wäre hier wohl oft ehrlicher folgendes zu sagen: „Ich will so ein Kind nicht!" oder „ich möchte jetzt kein Kind" oder „ich traue mir das nicht zu" bzw. „das wird für die Gesellschaft zu teuer" – und nicht mit dem Wohl des (werdenden) Kindes zu argumentieren. Gemildert wird hier ja das Leid der anderen, nicht das der eigentlich Betroffenen.

Kann man den „Wert" eines Menschen definieren und hier Unterschiede zwischen Menschen hinsichtlich ihres Wertes machen? Ist ein Leistungssportler als Mensch „mehr wert" als jemand, der eher intellektuelle Neigungen hat? Muss ich erst einen Preis gewinnen, um ein Recht auf Leben zu haben? Ich glaube an den Artikel im Grundgesetz, der besagt: „Die Würde des Menschen ist unantastbar". Und diese Würde haben in meinen Augen eben alle Menschen, wirklich alle. Leider ist es durchaus nicht selten, dass sich auch bei uns die so genannten „Starken" (Gesunde, Reiche, Junge …) das Recht nehmen, sich über die „Schwächeren" (Kranke, Arme, Alte …) hinwegzusetzen und diese abzuwerten. Ich nenne so etwas einen Übergriff und eine Verletzung der Persönlichkeitsrechte.

Eine weitere Frage möchte ich in den Raum stellen: Ist das Argument der Leidverminderung nicht in vielen Fällen nur ein Deckmantel für rein finanzielle Überlegungen, die nichts mit der Lebenswirklichkeit der Betroffenen und ihrer Familien zu tun haben? Hier sollten sich alle die Frage stellen, ob sie wirklich ein Menschenleben in Geld aufrechnen wollen und können. Und wer eine Entscheidung fällen darf, für wen Geld da ist und für wen nicht.

Wenn wir des Weiteren davon ausgehen, dass niemand eine Garantie für ein Leben ohne Leiden hat und in jedem realen Leben Leid vorkommt, stellt sich nicht die Frage, ob jemand auch gelegentlich leidet. Sondern die Frage, wie wir mit eigenem und fremdem Leid umgehen.

Jeder Mensch wird älter. Jeder kann krank werden und jeder kann nach einem Unfall auf einen Rollstuhl angewiesen sein – wirklich jeder. Und niemand hat eine Garantie oder ein verbrieftes Recht auf ein Leben ohne alle Probleme und Schmerzen. Jede Leistungsfähigkeit ist am Ende vergänglich. Natürlich denkt niemand gerne daran, aber es bleibt doch eine Tatsache.

Ich habe Angst vor einer Wiederkehr der Eugenik. Und davor, dass sich Menschen anmaßen, über den Wert anderen Lebens zu urteilen und zu unterscheiden, welches Leben lebenswert ist und welches nicht. Ob mein Leben lebenswert ist oder nicht, hängt vor allem von meiner Wahrnehmung ab. Wenn ich mein Leben als lebenswert empfinde, wie kann jemand von außen entscheiden, dass es das nicht ist? Wer Menschen mit einer Behinderung und Kranken vorwirft, nur Last für die Gesellschaft zu sein, vergisst, wie verletzlich das eigene Leben und wie trügerisch die eigene Überlegenheit aufgrund physischer Stärke oder Attraktivität ist.

Für mich als Frau mit UTS entsteht Leid nicht so sehr durch die genetische Veränderung – also Gesundheitsprobleme oder Kinderlosigkeit – sondern vor allem dann, wenn ich nicht als vollwertiger Mensch und als Frau wahrgenommen werde, wenn ich abgewertet werde und andere mich nur in Form von Vorurteilen betrachten.

Ich denke heute, dass ein Leben auch mit einer schwereren Behinderung als UTS dann lebenswert sein kann, wenn die Betroffenen nicht ausgegrenzt, sondern angenommen werden und die Erfahrung machen, dass sie dazugehören. Dann gibt es keine Notwendigkeit, per Pränataldiagnostik Leid zu vermindern.

Was wirklich Leid verursacht ist für mich eine Gesellschaft, in der alle außerhalb einer willkürlich gesetzten Norm hinsichtlich Äußerlichkeiten und Leistung nichts gelten und allen außerhalb dieser Norm das Gefühl vermittelt wird, eine Last und unnütz zu sein. Auch hier die Frage: Wer kann das beurteilen? Wer setzt hier den Maßstab? Und wer kann sicher sein, dass er durch die eigene Brille nicht positive Aspekte übersieht oder unterbewertet? Viel zu viele urteilen hier noch immer ohne wirkliche Kenntnis der Lebensrealität von Betroffenen.

Natürlich gibt es im Leben von Betroffenen großes Leid. Und ich habe auch nie versucht, dieses auszuklammern oder zu beschönigen. Doch wenn einem bei Betroffenen Leid bis hin zum Todeswunsch begegnet, sollte immer in Frage gestellt werden, ob es durch die Erkrankung oder oben genannte Faktoren verursacht ist. Ich hielte es für die beste Verminderung von Leid, an den gesellschaftlichen Bedingungen zu arbeiten und an Möglichkeiten, die Lebensqualität von Betroffenen zu erhöhen.

Ich kann heute sagen, dass ich gerne lebe – trotz sicher gegebener Schwierigkeiten und trotz leidvoller Erfahrungen. Aber das Leben ist in meinen Augen immer die bessere und einzig echte Alternative – und es lohnt sich, um ein besseres Leben zu kämpfen. Ich möchte auch noch zu bedenken geben, dass ein Gefühl von Lebensfreude durchaus sehr subjektiv ist. Es ist sehr wohl auch für Menschen mit einer Behinderung erreichbar und kommt auch in unserem Leben vor. Niemand kann immer gleichbleibend glücklich und zufrieden sein, und so sind Probleme und Schwierigkeit immer wieder auch Alltag aller Menschen, nicht nur im Alltag von Kranken.

Heute höre ich auch oft, dass das Ziel, „ein produktives Mitglied der Gesellschaft" zu sein, von vielen als Maßstab für ein lebenswertes Leben angelegt wird. Und ein sinnvoller Beitrag wird in Geld oder Hochleistung definiert. Ohne die Betroffenen zu fragen oder weiterzudenken, wird vorausgesetzt, dass dies für Menschen mit Behinderungen nicht erreichbar ist und alle darunter leiden. Aber ein Beitrag zur Gesellschaft kann sehr viele Formen haben:

Manche sind besonders gut darin, bestimmte Arbeiten zum Allgemeinwohl zu erledigen – Ärzte, Ingenieure, Lehrer etwa. Andere leisten ihren Beitrag, indem sie andere einfühlsam unterstützen, zum Nachdenken anregen, auf dem Teppich halten, anderen Freude machen und Liebe schenken – wie viele Eltern und Ehepartner. Manche machen sich um das Gemeinwohl verdient, indem sie ein Amt ausfüllen – etwa Politiker, Vereinsvorsitzende usw. Etwas hiervon ist immer auch für Menschen mit einer Behinderung möglich. Nur weil unser Beitrag nicht immer die Form hat, die Kritiker erwarten, ist er nicht weniger wertvoll, denke ich.

Es war ein langer Weg hierhin, aber ich nehme mir heute das Recht zu sagen: Der einzige Mensch, der über die Qualität meines Lebens etwas aussagen kann, bin ich selbst. Und mein Leben hat für mich dann eine hohe Qualität, wenn ich es bewusst lebe, wenn ich selber über meinen Lebensweg entscheide und mir selbst vertrauen und mich selber annehmen kann.

Ein oft gehörtes Argument ist auch, dass nur völlig gesunde und leistungsfähige Menschen genügend Freiheiten haben, um ein lebenswertes Leben zu leben und ganz Mensch zu sein: Meiner Ansicht nach gibt es Freiheit immer nur innerhalb von Grenzen, auch für ganz Gesunde oder besonders Leistungsfähige. Erwachsen werden hat doch auch immer etwas damit zu tun, eigene Grenzen kennen zu lernen. Und zu entscheiden, welche Grenzen für mich wichtig sind, nach welchen Regeln ich leben kann und will. Ein im negativen Sinne „grenzenloses" Leben, in dem keine Regeln gelten und keinerlei Grenzen anerkannt werden, kann anderen Menschen im Umfeld sicher mehr Schaden zufügen, als es der mögliche Aufwand einer Betreuung eines Menschen mit einer Behinderung je könnte.

Doch es gehört auch als Möglichkeit zum Leben, die eigenen Grenzen immer wieder zu erweitern, und das möchte ich auch: Das Recht, mich auszuprobieren und mein Leben zu gestalten. Aber auch das Recht, meine Grenzen ernstnehmen zu dürfen.

Im Zusammenhang mit den modernen Möglichkeiten der Diagnostik und Therapie ist es meiner Ansicht nach auch berechtigt und geraten, sich folgende Frage zu stellen: Wie mag wohl das Lebensgefühl eines Menschen aussehen, der genetisch „verbessert" oder manipuliert wurde. Was macht es für das Selbstverständnis eines Menschen aus, wenn ich weiß, dass ich so wie ich war nicht gut genug war und mit meinen ursprünglichen Eigenschaften in den Augen vieler kein Recht auf Leben hätte? Was macht es für das Verhältnis von Eltern und Kindern aus, wenn ich als Kind weiß, dass ich von Anfang an nur unter Bedingungen erwünscht war und nicht leben würde, wenn ich einen Mangel hätte? Wie fühlt sich wohl jemand, der von anderen Menschen quasi „gemacht" wurde? Was ist denn mit der Freiheit eines Menschen, der sich als von anderen „gemacht" oder „gestaltet" verstehen muss?

Ich bin nicht sicher, ob das Lebensgefühl dieses Menschen so viel besser oder schöner wäre als meines. Und auch ein so „perfektionierter" Mensch hat keine Garantie auf Glück. Vielleicht würde er sich genauso „unnormal" fühlen wie ich in den schlimmsten Zeiten. Oder er fühlt sich so überlegen, dass seine Umwelt eher unter ihm oder ihr zu leiden hätte. Aber viele Forscher wird wohl eher der eigene Ruhm und die Grenze das Machbaren motivieren. Ich hoffe nur, dass zumindest einige auch weiterdenken.

Immer wieder wird ja als Argument für den Einsatz von Präimplantations-Diagnostik in die Waagschale geworfen, dass Menschen mit Behinderungen weniger Freiheit hätten und von daher schon weniger Lebensqualität. Für mich kann ich nur sagen, dass Freiheit immer im Denken beginnt, und nicht auf der Ebene sportlicher oder intellektueller Möglichkeiten. Die wichtigste Freiheit für mich ist die Freiheit zu fühlen, zu lieben und die Freiheit, mich an Dingen im Leben zu freuen. Das kann ich auch mit einer Behinderung.

Ich erlebe den doch recht weit verbreiteten Perfektionsanspruch von Menschen an sich und andere eher als Knechtschaft, als meine durch das Turner-Syndrom bedingten Einschränkungen. So wie ich es sehe, bringt ein solcher Perfektionismus nicht ein Mehr an Freiheit und Lebensqualität, sondern gerade eine enorme Unfreiheit in Bezug auf Selbstannahme und Beziehungsfähigkeit, also weniger an Lebensqualität.

Ich möchte hier noch anmerken, dass die Notwendigkeit, den Umgang mit eigenem und fremdem Leid zu erlernen und eigene Lebensentwürfe an reale Gegebenheiten jeweils anpassen zu können, auch als wichtige Kompetenzen betrachtet werden können: Kranke und Behinderte werden diese wohl oft besser beherrschen als andere. Wenn ich lerne, mich selbst auch mit Einschränkungen annehmen zu können, gelingt mir dies auch besser bei anderen. Wenn ich gelernt habe, dass ich Pläne aufgrund eigener Grenzen immer wieder ändern muss, kann dies auch zu einer Stärke im Umgang mit Krisen werden, weil ich Bewältigungsstrategien zur Verfügung habe. Und ich habe gelernt, in Alternativen zu denken. Mir jedenfalls hat diese Fähigkeit oft geholfen – auch wenn sie aus einer Notwendigkeit heraus geboren wurde.

Mir scheint, dass heute fast alles ausschließlich unter dem Aspekt von Leistungsfähigkeit und Effektivität betrachtet wird. Auch Menschen und menschliche Beziehungen. Gefragt ist, wer reibungslos funktioniert und bestmöglich angepasst ist. Freundschaften müssen einem etwas Messbares bringen. Dass ein persönlicher Kontakt zu anderen Menschen in sich belohnend sein kann, dass ein Mensch eine Würde jenseits von messbaren Qualifikationen hat – das gerät wohl immer wieder in Vergessenheit.

Vor kurzem habe ich wieder gehört, dass ein Arzt verklagt wurde, weil die Behinderung eines Neugeborenen nicht zeitig genug für einen Abbruch erkannt wurde. Ein Kind mit einer Behinderung als einklagbarer Schadensfall für die Eltern? Mein Leben als Schadenssache für meine Eltern? Für mich ist das eine schlimme Vorstellung.

Was macht es für manche Eltern so schwer, auch ein Kind mit einer Behinderung als Kind und als Menschen anzunehmen? Definiert wirklich schon eine Mehrheit in dieser Gesellschaft Mensch sein über „perfekt sein" nach den gerade gültigen Normen? Ein perfektes Kind als einklagbares Recht? Es scheint zumindest gelegentlich so. In meinen Augen ist es jedoch eine Utopie. Und es tut allen Behinderten Unrecht.

Ich weiß natürlich nicht, als was Sie mich nach dem Lesen dieses Buches wohl betrachten. Ich war für einige Menschen ein Studienobjekt, für andere genetischer Abfall. Für wieder andere eine behandlungsbedürftige Patientin. Ich mag für einige eine Zumutung sein, für andere nutzlos. Ich bin aber am Ende nicht mehr und nicht weniger als eine Frau mit dem Namen Angelika. Ich bestehe nicht nur aus Genen, sondern habe Herz und Verstand – und eine Persönlichkeit. Ich bin mehr als die Summe meiner Gene, die nicht ganz der Norm entsprechen. Und ich wünsche mir vor allem anderen, auch von Ihnen, so gesehen zu werden.

## Gebrochen

*Schon lange alle Träume aufgegeben und durch Überleben ersetzt.*
*Die Flügel vor Jahren gestutzt, noch bevor sie sich entfalten konnten.*
*Immer wieder an den Rand des Abgrunds gedrängt und doch entkommen,*
*mehr als einmal habe ich das Herz mir verbrannt, wollt mich nicht fügen.*
*Immer wieder zerbrochen daran, nicht in die Schubladen zu passen —*
*Und doch immer wieder aus der Asche auferstanden, es wieder versucht.*

*Schon so lange von der Kälte am Laufen gehindert, fast erfrorn —*
*Und immer wieder von der Hoffnung auf ein Morgen allein gelebt.*
*So oft draußen geblieben, wenn andere gemeinsam am Feuer saßen,*
*wieder aufgestanden und an den Gitterstäben gerüttelt, die mich einschlossen.*
*Und immer noch die Schuld, nicht dem Bild zu entsprechen, das sein sollte,*
*und der Kampf, mir unter vielen Gleichen meinen Namen zu bewahren.*

*Viele Wunden habe ich in den Jahren ertragen, viele Narben sind geblieben.*
*Viele Wünsche und Hoffnungen hat auch der Herbstwind fortgetragen.*
*Immer wieder heftige Stürme und kalte Winter überstanden gerade so,*
*immer wieder die Seele gerettet vor der Meute — sie kriegten mich nicht.*
*Ja, meine Flügel sind lang schon gebrochen, meine Kräfte begrenzt —*
*Doch ich lebe noch und ich versuche es wieder, wenn der Frühling kommt.*

# 6 Angebote der Selbsthilfe und weitere hilfreiche Informationsquellen

## Geschäftsstelle der Bundesweiten Selbsthilfe

Deutsche Ullrich-Turner-Syndrom-Vereinigung e. V.
c/o Melanie Becker-Steif
Am Talstücksbach 7, 53809 Ruppichteroth-Fusshollen
Tel./Fax: 02247/759750
E-Mail: Utsyndrom@t-online.de

Internet: www.turner-syndrom.de
Chat: Dienstags, 21–23 Uhr
in der Schweiz: www.turner-syndrom.ch
in Österreich: www.oetsi.at

Informations- und Beratungstelefon:
Tel.: 038378/47683 (Dipl.-Psych. Angelika Bock)
E-Mail: beratung@turner-syndrom.de

Schirmherrin: Prof. Dr. Rita Süssmuth, MdB,
Bundeshaus, Platz der Republik 1
11011 Berlin

## Weitere interessante Angebote

Arzt-Such-Service (ASS): Tel.: 0800/7390099

Arztsuche im Internet:
www.doctoronline.de
www.arztauskunft.de
www.medizinforum.de

Psychotherapie-Informationsdienst
Uschi Grob
Heilsbacher Strasse 22–24
53123 Bonn
Tel.: 0228/746699
E-Mail: wd-pid@t-online.de

# Literaturhinweise

## Kinder und Erziehung

Brockert, Siegfried, Schreiber, Gisela (1997): Heilende Märchen für Kinder und Eltern. Südwest, München

Dudel, Peter (1999): Grenzen der Erziehung im 20. Jahrhundert – Allmacht und Ohnmacht der Erziehung. Klinkhardt, Bad Heilbronn

Ecker, Andreas (2002): Eltern behinderter Kinder und Fachleute – Erfahrungen, Bedürfnisse, Chancen. Klinkhardt, Bad Heilbronn

Hanewald, Renate (1988): „... na und, wir wachsen noch" – Zum Vorlesen ab 4 Jahren. Patmos Kinderbuch

Herbert, Martin (1999): Trainings für Eltern, Kinder Jugendliche – Soziale Kompetenz. Hans Huber, Göttingen

Krömer, Astrid, Recheis, Käthe (2001): Kleiner Bruder Watomi. Ab 7 Jahren. Kisle, Freiburg

Liebenow, Hans (1999): Konsequenz: Wie Eltern lernen, was Kinder brauchen. Rowohlt, Reinbek

Neumann, Ursula (2001): Wenn die Kinder klein sind, gib ihnen Wurzeln, wenn sie groß sind Flügel – Ein Elternbuch. dtv, München

Rose, Jamie (2000): Erziehung ist Beziehung. Beltz, Weinheim

Strack, Peter (2001): Erziehung für das Leben. Südwest, München

Tordjman, Gilbert, Morand, Claude (1988): Wie ist das, wenn man größer wird? Aufklärungsbuch 6–9 Jahre. Ueberreuter

Tordjman, Gilbert, Morand, Claude (1988): Wie ist das, wenn man größer wird? Aufklärungsbuch 10–13 Jahre. Ueberreuter

## Psychologie/Lebenshilfe

### Körper

Feldmann, Ursula (1993): Weiblichkeit zwischen Wahn und Wirklichkeit. Gralsbotschaften, Ditzingen

Göckel, Renate (1997): Endlich frei vom Esszwang. Kreuz, Stuttgart

Göckel, Renate (2000): Brave Mädchen holt der Wolf – Schluß mit der weiblichen Selbstverleugnung. Ullstein TB, München

Köpp, Werner (1996): Beschädigte Weiblichkeit – Essstörungen, Sexualität, sexueller Missbrauch. Asanger, Heidelberg

Kolip, Petra (2000): Weiblichkeit ist keine Krankheit. Juventa, Weinheim

Küchlen, Petra (2001): Zur Konstruktion von Weiblichkeit. Centaurus, Herbolzheim

Mertens, Krista (1999): Körperwahrnehmung und Körpergeschick. modernes lernen, Dortmund

Minken, Margaret (1995): Hundert Fragen zur Sexualität der Frau. Goldmann, München

Musfeld, Tamara (1997): Im Schatten der Weiblichkeit. Edition Diskord, Tübingen

Schindele, Eva (1995): Schwangerschaft – zwischen guter Hoffnung und medizinischem Risiko. Kranich BMV, Wesel

## Kinderlosigkeit

Anhagen-Stephanos, Ute (1991): Wenn die Seele nein sagt – vom Mythos der Kinderlosigkeit. Rowohlt, Reinbek

Fränick, Monika, Wieners, Karin (2001): Ungewollte Kinderlosigkeit. Juventa, Weinheim

Groß, Jessica (1999): Kinderwunsch und Sterilität. Psychosozial, Gießen

## Frauen gestalten Beziehungen

Grabrucker, Marianne (2001): Typisch Mädchen – ein Tagebuch. Fischer TB, Frankfurt am Main

Hammer, Signe (1994): Töchter und Mütter – Über die Schwierigkeiten einer Beziehung. Fischer, Frankfurt am Main

Leonard, Linda (1994): Töchter und Väter – Heilung einer verletzten Beziehung. Fischer, Frankfurt am Main

Schöffl-Pöll, Elisabeth (1998): Von Töchtern, Müttern und Großmüttern. Butzen und Bercker, Kevelaer

## Pädagogische Psycholologie

Dreikurs, Rudolf, Sollte, Vicki (2001): Kindern fordern uns heraus – wie erziehen wir sie zeitgemäß? Klett-Cotta, Stuttgart

Marone, Nicky (1995): Gute Väter, selbstbewusste Töchter. Fischer, Frankfurt am Main

Zimmermann, Monika (2001): Kinder spielerisch zur Ruhe führen. Gräfe und Unzer, München

## Bücher für Jugendliche (Sexualität/Weiblichkeit)

Amendt, Günther (1989): Sexfront. Rowohlt, Reinbek

Arold, Marliese (1995): Soviel Lust und Liebe – Vom ersten Mal. Loewe, Bindlach

Coolsaet, Bo (2001): Liebe, Lust und was wirklich zählt. Kiepenheuer und Witsch, Köln

Dolto, Françoise (2000): Weibliche Sexualität. Klett-Cotta, Stuttgart

Hooper, Anne (2002): Lust – Der ultimative Ratgeber. Coventgarden

Hooper, Anne (in Vorb.): Lust und Liebe – Fragen und Antworten. Dorling Kindersley, Starnberg

## Medizinisches

Brown, Terence A. (1999): Moderne Genetik. Spektrum, Heidelberg

Doren, Martina, Fassbender, Walter J., Lauritzen, Christian (1997): Prophylaxe und Therapie der Osteoporose mit Östrogen und Gestagen. Thieme, Stuttgart

Gloeckler, Michaela, Goebel, Peter (2001): Kindersprechstunde. Urachhaus, Stuttgart

Haverkamp, Fritz (1997): Der Kleinwuchs beim Ullrich-Turner-Syndrom: Eine interdisziplinäre Herausforderung. Enke, Stuttgart

Lauritzen, Christian, Dieczfaberg, Egon (in Vorb.): Östrogene beim Menschen. Springer, Berlin

Ranke, M. B, Dörr, H. G. (Hrsg.) (1993): Das Ullrich-Turner-Syndrom: Leitlinien für eine interdisziplinäre Behandlung. J&J Verlag Mannheim

Schmidtke, Jörg (1997): Vererbung und ererbtes – ein humangenetischer Ratgeber. Rowohlt, Hamburg

Wüster, Christian (2001): Wachstumshormon. Uni-Med, Bremen

Zankl, Heinrich (1998): Genetik – Von der Vererbungslehre zur Genmedizin. Beck, München

## Sonstiges und Schönes

Etten, Angela, Muir, Van (1992): Jeder Mensch wird klein geboren – Autobiographie einer Kleinwüchsigen. Bitter, Recklinghausen

Müller, Else (1983): Du spürst unter deinen Füßen das Gras – Phantasiereisen für Autogenes Training. Fischer, Frankfurt am Main

Wiater, Wer, Wiater, Brunhilde (1984): Kleine Leute – große Namen. Bernward-Verlag, Hildesheim

## Broschüren zum Thema

Broschüren mit ausführlichen medizinischen Informationen zum Thema Ullrich-Turner-Syndrom wurden von verschiedenen Fachärzten, die in diesem Bereich forschen und arbeiten, verfasst. Pharmazeutische Firmen haben diese dann herausgegeben. Die Broschüren können über die Geschäftstelle oder das Informations- und Beratungstelefon der Vereinigung bezogen werden.

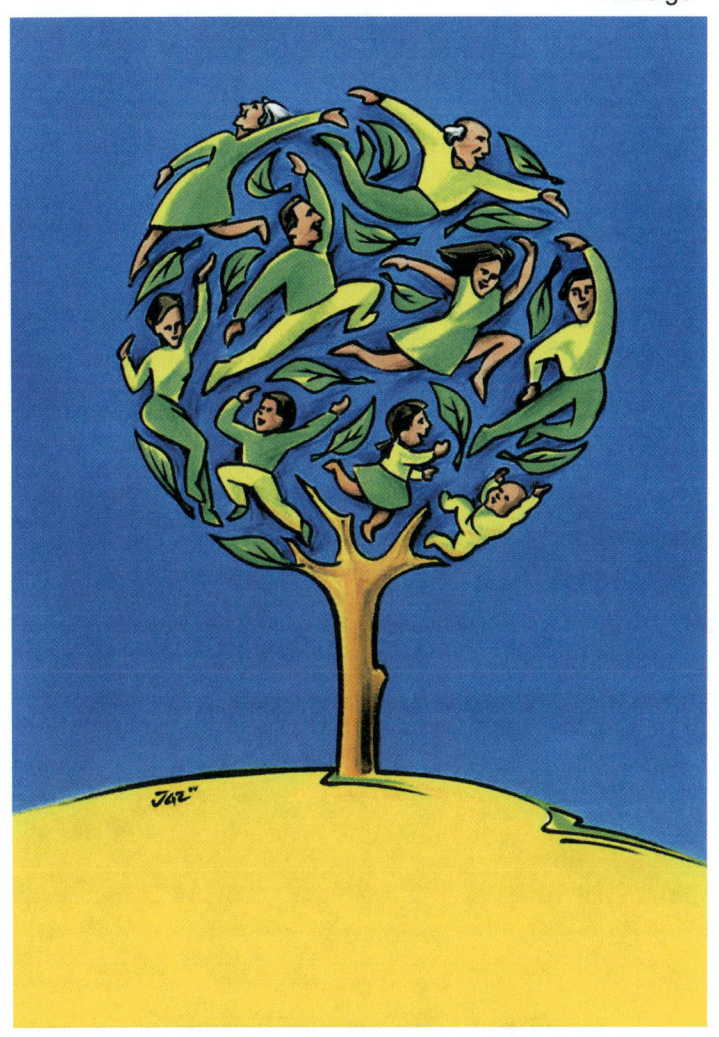

PHARMACIA

## Serge Tisseron
### Phänomen Scham

Psychoanalyse eines
sozialen Affektes

Aus dem
Französischen von
Reinhard Tiffert

2000. 190 Seiten
(3-497-01542-3) gb

„Schäm' dich!" sagen wir zu einem kleinen Kind, wenn es etwas angestellt, gegen eine gesellschaftliche Konvention verstoßen hat. Später schämt sich der Erwachsene, wenn er den Etiketten einer bestimmten sozialen Gruppe nicht gerecht wird. Dies ist jedoch nur ein Aspekt der Scham. Denn Scham hat viele Gesichter. Immer aber ist Scham ein soziales Phänomen: Wer Scham empfindet, sieht sich am Rande der Gemeinschaft, er schämt sich vor den anderen. Scham verknüpft auch aufeinanderfolgende Generationen miteinander und kann sogar von einer zur anderen weitergegeben werden.

An zahlreichen Fallbeispielen zeigt der Autor, in welchen Situationen Scham entstehen kann: Arbeitslosigkeit, Krankheit, Schuld, Erniedrigung, Vergewaltigung, Deportation, Folter. Er beschreibt die verschiedenen psychoanalytischen Erklärungsansätze und leitet daraus therapeutische Maßnahmen ab, wie das Gefühl der Scham im psychoanalytischen Behandlungsverlauf erkannt und genutzt werden kann.

ℰℛ/ reinhardt

Ernst Reinhardt Verlag • München Basel
E-Mail: info@reinhardt-verlag.de
http://www.reinhardt-verlag.de